# Kelly Choi
und die Redaktion von *Eat this, not that*

# 7 TAGE
## Tea Cleanse

**riva**

Innere Reinigung, minus 4 Kilo und ein flacher Bauch in nur einer Woche!

**Bibliografische Information der Deutschen Nationalbibliothek:**
Die Deutsche Nationalbibliothek verzeichnet diese Publikation in der Deutschen Nationalbibliografie;
detaillierte bibliografische Daten sind im Internet über http://d-nb.de abrufbar.

**Für Fragen und Anregungen:**
info@rivaverlag.de

**Wichtiger Hinweis**
Sämtliche Inhalte dieses Buchs wurden – auf Basis von Quellen, die die Autoren und der Verlag für vertrauenswürdig erachten – nach bestem Wissen und Gewissen recherchiert und sorgfältig geprüft. Trotzdem stellt dieses Buch keinen Ersatz für eine individuelle Fitnessberatung und medizinische Beratung dar. Wenn Sie medizinischen Rat einholen wollen, konsultieren Sie bitte einen qualifizierten Arzt. Der Verlag und die Autoren haften für keine nachteiligen Auswirkungen, die in einem direkten oder indirekten Zusammenhang mit den Informationen stehen, die in diesem Buch enthalten sind.

1. Auflage 2016
© 2016 by riva Verlag, ein Imprint der Münchner Verlagsgruppe GmbH,
Nymphenburger Straße 86
D–80636 München
Tel.: 089 651285-0
Fax: 089 652096

© der Originalausgabe
Die amerikanische Originalausgabe erschien 2015 bei Galvanized Books, a division opf Galvanized Brands, LLC, New York, USA, unter dem Titel *The 7-Day Flat-Belly Tea Cleanse. The Revolutionary New Plan to Melt Up to 10 Pounds in Just One Week!* Copyright © 2015 Published in the United States by Galvanized Books, a division of Galvanized Brands, LLC. Galvanized Books is a trademark of Galvanized Brands, LLC. This translation is published by arrangement with Ballantine Books, an imprint of Random House, a division of Random House LLC.

Übersetzung: Christa Trautner-Suder
Redaktion: Julia Jochim
Umschlaggestaltung: Laura Osswald
Umschlagabbildung: iStock/OlgaMiltsova, iStock/Yulia_Davidovich, Shutterstock/keko64, Shutterstock/taa22
Satz: Georg Stadler, München
Druck: GGP Media GmbH, Pößneck
Printed in Germany

ISBN Print 978-3-86883-944-9
ISBN E-Book (PDF) 978-3-95971-292-7
ISBN E-Book (EPUB, Mobi) 978-3-95971-293-4

*Weitere Informationen zum Verlag finden Sie unter*

# www.rivaverlag.de

Beachten Sie auch unsere weiteren Verlage unter
www.muenchner-verlagsgruppe.de

# Inhalt

Einleitung ........................................................................ 5

1 Pfunde Schluck für Schluck wegtrinken .................................15

2 Die Prinzipien des »7 Tage Tea Cleanse« ............................... 23

3 Die Tee-Regeln ................................................................ 29

4 Fettblocker-Tees ..............................................................41

5 Tees, die den Stoffwechsel ankurbeln ..................................... 53

6 Tees für einen flachen Bauch ...............................................61

7 Stresskiller-Tees .............................................................. 69

8 Der Ernährungsplan im Rahmen des »7 Tage Tea Cleanse« .......81

9 Häufig gestellte Fragen ...................................................... 89

10 Superfoods, um die Entschlackung anzukurbeln ..................... 99

11 »Tea Cleanse«-Smoothies .................................................. 117

12 »Tea Cleanse«-Essensplan & Rezepte .................................. 133

13 Der »Tea Cleanse«-Leitfaden für das Heilen mit Kräutern........ 183

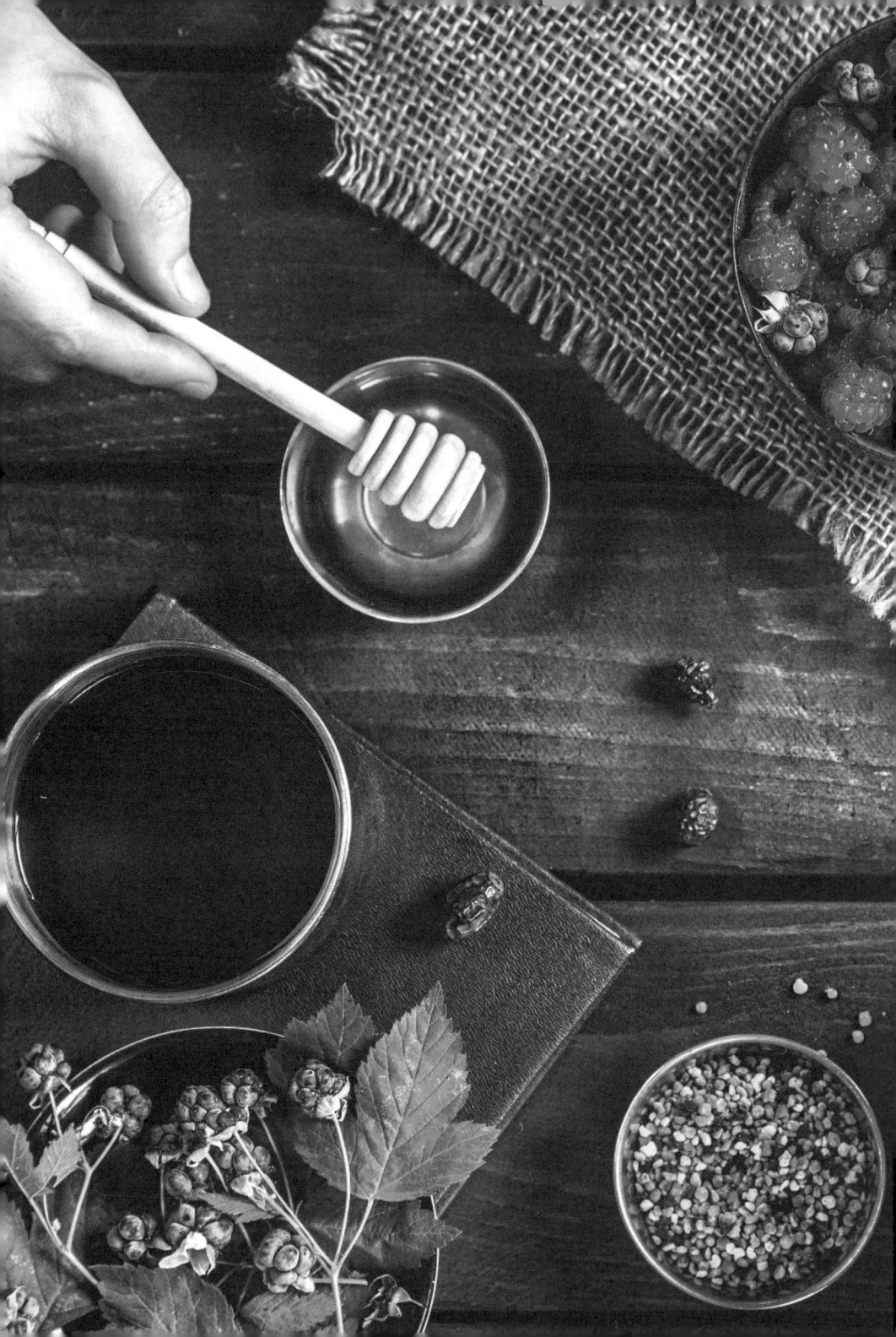

# Einleitung

Tee hat meiner Mutter das Leben gerettet. Er hat mein Leben verändert. Und ich glaube, er wird auch Ihres verändern.

Kurz nachdem ich geboren wurde, entwickelte meine Mutter einen Diabetes. Die Krankheit ist in unserer Familie verbreitet, einen Onkel habe ich dadurch verloren und weitere Verwandte kämpfen mit dieser Krankheit.

Meine Eltern lernten sich in Südkorea kennen, wo beide in einem Krankenhaus arbeiteten – meine Mutter als Krankenschwester, mein Vater als Apotheker. Als ich drei Jahre alt war, wanderten wir nach Amerika aus. Wegen der Sprachbarrieren konnten meine Eltern ihre bisherigen Berufe nicht länger ausüben, daher folgten sie dem Beispiel vieler gebildeter Koreaner: Sie eröffneten ein Lebensmittelgeschäft.

Für einen Diabetiker ist ein Gemischtwarenladen kein gutes Umfeld, denn wohin das Auge blickt, gibt es süße Verlockungen. In meiner Kindheit genoss ich alle diese Köstlichkeiten nach Herzenslust.

Dann starb vor fünf Jahren mein Vater an den Komplikationen eines Schlaganfalls. Kurz darauf stürzte meine Mutter schwer. Ihr Diabetes war außer Kontrolle.

Ich erinnere mich gut an den Tag, als ich bei ihr saß, nachdem die Ärzte ihr die Grenzen der westlichen Medizin bei der Diabetesbehandlung erklärt hatten. Ich fragte sie über ihre Zeit als Krankenschwester in Korea aus und wollte wissen, was sie über die östliche Medizin wusste. Dabei tauchte immer und immer wieder dasselbe Wort auf:

*Tee.*

In meiner Jugend wurde bei uns zu Hause üblicherweise Tee getrunken, mit der Zeit jedoch wendeten wir uns immer mehr von diesem lebensrettenden Getränk ab und den im Handel erhältlichen Erfrischungsgetränken zu. Während eines kurzen beruflichen Aufenthalts in Korea entdeckte ich den Tee für mich neu. Als nun das Leben meiner Mutter in Gefahr war, wusste ich, dass ich handeln musste.

Ich stürzte mich in die Recherche, wobei ich den medizinischen Hintergrund meiner Eltern ebenso nutzte wie meine eigenen Fähigkeiten als Journalistin und passionierte Feinschmeckerin. Was ich dabei entdeckte – und was hier in 7 *Tage Tea Cleanse* erläutert wird –, ist eine Menge erstaunlicher Belege dafür, dass Tee nicht nur helfen kann, unerwünschte Pfunde loszuwerden und den Blutzucker unter Kontrolle zu bekommen, sondern dass er auch die meisten der schlimmsten Krankheiten unserer Zeit abwehren und dabei Stress abbauen und uns die Kontrolle über unser Leben zurückgeben kann.

Ich habe diese Entschlackung selbst ausprobiert, und innerhalb von 48 Stunden war meine Taille messbar schmaler und ich fühlte mich leichter, wacher und dennoch ruhiger. Ich erzählte dies meiner Mutter, und ihre nachfolgende siebentägige Kur brachte ihren Blutzucker unter Kontrolle und sie nahm verblüffenderweise knapp fünf Kilo ab.

Dann sprachen wir beide mit unseren Freunden darüber, und auch bei ihnen waren die Ergebnisse durchweg dieselben. Unsere Freunde berichteten, dass sie innerhalb von nur 48 bis 72 Stunden bemerkenswerte Änderungen an ihrer Körperform feststellten, als würde der Tee den Bauch von innen flach werden lassen. Es dauerte nur sieben Tage, um drei, vier oder sogar fünf Kilo loszuwerden.

Nun möchte ich Sie an diesem bemerkenswerten Programm teilhaben lassen. Mit einfachen, leicht zuzubereitenden und köstlichen Rezepten und einem Entschlackungsprogramm, das ganz einfach zu befolgen ist, hat der 7 *Tage Tea-Cleanse* mein Leben verändert, und das Leben von Menschen, die ich liebe.

Und so wird das Programm auch Ihr Leben verändern.

## VERABSCHIEDEN SIE SICH SCHLUCK FÜR SCHLUCK VON STRESS UND ÜBERFLÜSSIGEN PFUNDEN

Stellen Sie sich einen Moment lang vor, Sie spazieren an einem Strand entlang. Der Sand unter Ihren Füßen ist feucht und kühl. Über Ihrem Kopf schreien Möwen, und die Wellen, die den Strand liebkosen und sich langsam wieder zurückziehen, beruhigen Ihre Nerven und tragen Ihre Sorgen mit sich fort. Ruhe pur.

Vor sich, halb im Sand vergraben, sehen Sie irgendein antikes Gefäß, das an die Küste gespült wurde, nachdem es einige Jahrhunderte auf dem Meer getrieben war. Eine Schüssel? Eine Laterne? Nein, es ist ein kunstvoll gearbeiteter Teekessel, der beim Untergang einer großen spanischen Galeone verloren ging. Sie heben ihn auf, reinigen ihn und plötzlich – Simsalabim! – taucht ein Flaschengeist auf. Dieser macht Ihnen ein Angebot: Er wird Ihnen einen Zaubertrank geben, der Ihren Körper von einigen Pfunden befreien, Ihre Gesundheit verbessern, Sie für Ihre Partnerin/Ihren Partner attraktiver machen wird und Sie ein Leben lang schlank machen kann.

Was ist das für ein Zaubertrank?

Tee.

Ich weiß, was Sie jetzt denken: Lieber Flaschengeist, meinst du nicht, ich sollte besser in eine Apotheke oder eine Drogerie gehen und dieses superteure Zeug kaufen, das wie bonbonrosa gefärbtes Kakaopulver schmeckt? Der gute alte Tee hat doch sicher nicht die Zauberkraft, mich abnehmen zu lassen, oder?

Doch genau darüber sprechen wir hier. Von Tee: Diesem Getränk, das mit abgespreiztem kleinem Finger getrunken wird und zu dem von einer alten Tante mit zu vielen Katzen Teegebäck gereicht wird. Von dem Zeug, das sie in Boston aus den Schiffen geworfen haben, um gegen die Steuerpolitik Großbritanniens zu protestieren (vielleicht begannen damit Amerikas Probleme mit dem Übergewicht?). Studie um Studie hat gezeigt, dass verschiedene Teearten verschiedene Mikronährstoffe besitzen, die zu allem in der Lage sind: Sie beschleunigen den Stoffwechsel, blockieren die Bildung neuer Fettzellen und wirken tatsächlich auf die Körpergene, wobei sie die vererbte Neigung zur Gewichtszunahme aufheben und es einfach, ja wirklich mühelos werden lassen, rasch abzunehmen.

Buchstäblich Hunderte von Studien wurden durchgeführt, um die gesundheitlichen Vorteile der Catechine zu dokumentieren, einer Gruppe von Antioxidantien, die in konzentrierter Form in den Blättern der Teepflanzen vorkommen. Zu den erstaunlichsten Studien gehörte eine, die von der American Medical Association, der größten Standesvertretung der Ärzte und Medizinstudenten in den USA, veröffentlicht wurde. Diese Studie beobachtete über einen Zeitraum von zehn Jahren mehr als 40 000 japanische Erwachsene. Bei der Nachkontrolle sieben Jahre später stellte sich heraus, dass bei denjenigen, die während der anfänglichen Studie fünf oder mehr Tassen Tee pro Tag getrunken hatten, die allgemeine Sterberate um 26 Prozent niedriger war als bei denen, die durchschnittlich weniger als eine Tasse getrunken hatten.

Sie interessieren sich für schnellere Ergebnisse? Eine andere japanische Studie verteilte die Studienteilnehmer auf zwei Gruppen, von denen nur eine Gruppe einen Ernährungsplan erhielt, der viel Tee enthielt. Nach zwölf Wochen brachten die Teilnehmer der Teegruppe signifikant weniger Gewicht auf die Waage und hatten schmalere Taillen als die Teilnehmer in der Kontrollgruppe. Warum? Den Wissenschaftlern zufolge, weil die Catechine, die Nährstoffe, die dem Tee seinen »Nährstoffkick« geben, den Stoffwechsel wirksam ankurbeln.

*IN EINER ÜBER 10 JAHRE LAUFENDEN JAPANISCHEN STUDIE WAR DIE ALLGEMEINE STERBERATE BEI DEN PERSONEN GERINGER, DIE AM MEISTEN GRÜNEN TEE TRANKEN.*

Dieses Buch enthält einen vollständigen 7-Tage-Plan, der Ihren natürlichen Fettburnern die Initialzündung gibt und Sie dabei von den unglaublich gesundheitsfördernden Kräften von Tee profitieren lässt. Zusätzlich liefere ich Ihnen einen gesunden Essensplan, der die Zauberkräfte Ihrer Lieblingstees noch verstärkt und die Pfunde schmelzen lässt, Abrakadabra.

Sie haben vielleicht bereits von anderen Entschlackungskuren gehört oder sie ausprobiert, aber der 7 *Tage Tea Cleanse* ist anders. Sie dürfen

7 Tage Tea Cleanse

auch essen – was bedeutet, dass Sie Ihren Stoffwechsel in Gang halten – und zudem leckere Smoothies genießen, die alle Nährstoffe und Ballaststoffe enthalten, die bei den üblichen Saftkuren in der Regel fehlen. Daher werden Sie nicht mit Hunger, Müdigkeit und Reizbarkeit zu kämpfen haben, die allen wohlbekannt sind, die mit den traditionellen Entschlackungskuren ihr Glück versuchen – teilweise, weil Saftkuren sehr viel Zucker enthalten können. Kein Hunger, keine Entbehrung, nur schnelle und anhaltende Gewichtsabnahme. Klingt das alles zu schön, um wahr zu sein? Dann geben Sie mir bitte lediglich drei Tage, um es zu beweisen. Ich habe innerhalb von nur 72 Stunden spektakuläre Ergebnisse bei ganz normalen Männern und Frauen gesehen, die diesen leckeren Plan befolgt haben – ohne Sport treiben oder die Kalorien beschränken zu müssen, ohne ihre Lieblingsspeisen aufgeben zu müssen und ohne sich jemals hungrig oder eingeschränkt zu fühlen. Sie werden verblüfft entdecken, wie der Zeiger der Waage anfangen wird, sich nach unten zu bewegen und wie die Kleidung um Ihre Taille bereits nach einem langen Wochenende weniger spannen wird.

Sie werden geradezu schockiert sein, wie viele Vorteile Sie aus diesem einfachen, leckeren und natürlich gesunden Programm ziehen werden.

## Sie werden Körperfett verlieren – und dabei Ihre Lieblingsspeisen genießen.

Japanische Wissenschaftler haben festgestellt, dass die Menge an Antioxidantien in Form von polymerisierten Polyphenolen, die in bestimmten Tees enthalten sind, die Fähigkeit des Körpers zur Fettresorption um 20 Prozent reduzieren. (Das ist eine Art »Du kommst aus dem Gefängnis frei«-Karte!) Taiwanesische Wissenschaftler, die über einen Zeitraum von zehn Jahren mehr als 1100 Menschen beobachteten, stellten fest, dass die Probanden, die schwarzen, grünen oder Oolong-Tee tranken, beinahe 20 Prozent weniger Körperfett hatten als die Probanden, die keinen Tee tranken.

## Ihr Blutdruck wird sinken.

Laut einer Studie in der Fachzeitschrift *Archives of Internal Medicine* hatten Menschen, die mindestens ein Jahr lang 120 Milliliter Tee pro Tag tranken, ein um 46 Prozent niedrigeres Risiko, Bluthochdruck zu entwickeln, als Menschen, die weniger Tee tranken.

## Ihre Knochen werden gestärkt.

Chinesische Wissenschaftler exponierten in einem Versuch Knochenzellen den Catechinen, also den Nährstoffen, die in bestimmten Teesorten enthalten sind. Diese Nährstoffe unterstützten tatsächlich das Knochenwachstum und verlangsamten den Abbau von Knochenzellen. Ein bestimmter Catechintyp kurbelte das Knochenwachstum um 79 Prozent an. Und eine 2015 an der Osaka University in Japan durchgeführte Studie kam zu dem Schluss, dass Theaflavin–3 (TF–3), ein Antioxidans in Tee, die Funktion eines Enzyms namens DNA-Methyltransferase hemmt. Dieses Enzym zerstört beim Alterungsprozess das Knochengewebe. Die in der US-Zeitschrift *Nature Medicine* veröffentlichte Studie stellte fest, dass bei Mäusen mit Osteoporose, die TF–3 erhielten, das Knochenvolumen wieder zunahm und ähnliche Werte erreicht wurden wie bei gesunden Mäusen. Die Wissenschaftler gaben an, bereits innerhalb von nur drei Tagen würden sich Erfolge zeigen, wenn täglich 20 Tassen Tee getrunken werden.

## Ihr Immunsystem wird gestärkt.

In einer Studie, die in *Proceedings of the National Academy of Sciences* veröffentlicht wurde, produzierten Probanden, die täglich ca. 600 Milliliter schwarzen Tee tranken, das Fünffache an Interferon, einem Schlüsselelemnte für die Infektionsabwehr des Körpers.

## Der Alterungsprozess wird verlangsamt.

Einer Studie der Case Western Reserve University zufolge kann ein Extrakt aus Blättern des weißen Tees helfen, Falten zu bekämpfen und die Haut jung aussehen zu lassen. »Die chemischen Substanzen in dem Tee scheinen die Haut vor der Belastung durch die Sonne zu schützen, deretwegen die Zellen sonst vorzeitig abbauen«, sagt Elma Baron, M.D., die Autorin der Studie.

## Sie werden Stress abbauen und besser schlafen.

Sie wissen wahrscheinlich, dass Kamillentee das Einschlafen fördert. Die Wissenschaft zeigt nun, dass Tees tatsächlich auf hormoneller Ebene wirken und so unsere innere Unruhe reduzieren und uns Frieden und Schlaf bringen. In Studien wurde festgestellt, dass Bestandteile von Rooibos-Tee den Spiegel an Stresshormonen im Körper reduzieren und uns besser schlafen lassen können – zudem reduzierten sie die Fähigkeit des Körpers, Fett zu speichern!

## *Sie werden Ihr Krebsrisiko und andere Gefahren für Ihre Gesundheit und Ihr Glück reduzieren.*

Eine neuere Studie der Penn State University stellte fest, dass EGCG, ein wirksamer Inhaltsstoff in grünem Tee, einen positiven Kreislauf in Gang setzt, der Krebszellen im Mund vernichtet. »EGCG schädigt die Mitochondrien« der Krebszellen, sagt Joshua Lambert, außerordentlicher Professor für Ernährungswissenschaft am Penn State Center for Plant and Mushroom Foods for Health. Gleichzeitig kurbelt der Wirkstoff die Schutzfunktionen der normalen Zellen in der Umgebung der Krebszellen an.

Sind Sie bereit, es zu probieren? Hier lesen Sie, wie Sie damit beginnen, sich gesund zu trinken – und dabei abzunehmen!

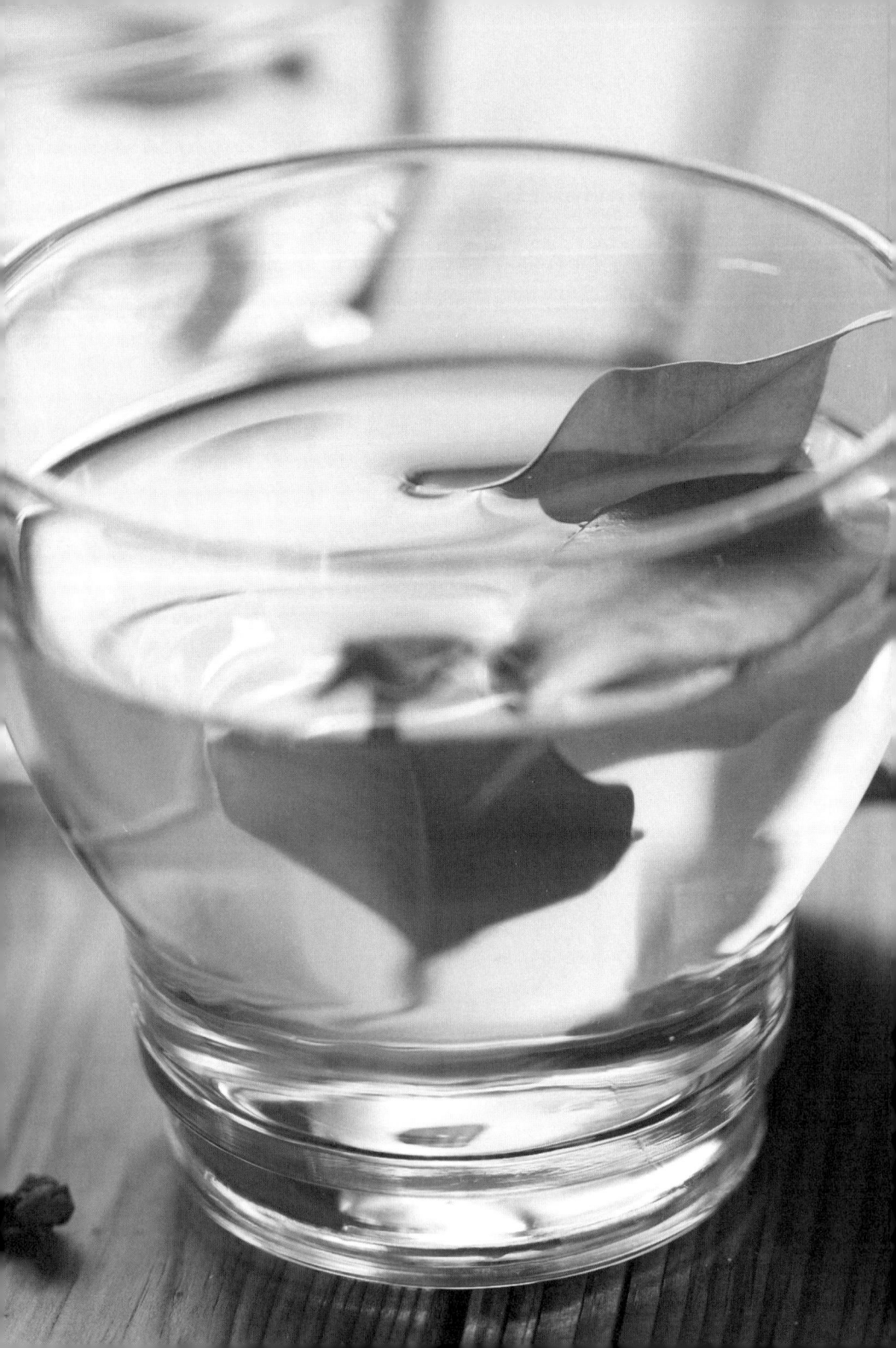

# 1

## Pfunde Schluck für Schluck wegtrinken

SECHS EINFACHE SCHRITTE ZU ANFANG

Bevor Sie mit dem 7 *Tage Tea Cleanse* beginnen, denken Sie einen Moment über Ihre bisherigen Trinkgewohnheiten nach. Nein, nicht über die Zeit auf der Uni, als Sie um ein Uhr morgens schwankend durch die Fußgängerzone taumelten. Ich meine die Dinge, die Sie täglich trinken:

Limonaden, gesüßte Tees, Energydrinks, Lattes, Säfte und so weiter.

Der Durchschnittsdeutsche trinkt heute pro Woche etwas über zwei Liter Erfrischungsgetränke. Rechnet man unsere neue seltsame Angewohnheit hinzu, Leitungswasser durch »Vitamin«-Wasser in Flaschen zu ersetzen (+ 120 Kalorien) und normalen eisgekühlten Kaffee durch Mocha Frappucinos (+ 520 Kalorien), summieren sich die Kalorien rasch – und das noch vor dem Trinken eines »Energydrinks«, der genauso schmeckt, als hätte ein verrückter Konditor eine Lkw-Ladung Smarties mit Batteriesäure verarbeitet (weitere 280 Kalorien). Mit diesen drei Getränken nehmen Sie bereits 920 zusätzliche Kalorien zu sich – fast die Hälfte des

Tagesbedarfs! Selbst wenn wir nur von der Hälfte ausgehen, ist das immer noch genug. Stellen Sie sich vor, Sie nehmen zwei Pizzaschnitten, verarbeiten sie im Mixer zu Püree und trinken es. Das sind etwa 400 Kalorien. Und jetzt stellen Sie sich vor, dass Sie das täglich machen.

Wow. Ganz schön abstoßend, oder?

Ja, aber nach diesen ziemlich widerlichen statistischen Daten folgen gute Nachrichten. Wenn Sie nämlich überflüssige Pfunde loswerden, einen flacheren Bauch bekommen und einen schlankeren, fitteren Körper modellieren möchten – und dabei auch noch Ihre Gesundheit ankurbeln, Ihren Geist beruhigen und gegen einige der signifikantesten Krankheiten unserer Zeit kämpfen möchten –, müssen Sie nichts weiter tun, als Ihre Trinkgewohnheiten zu ändern.

Eine Studie der Johns Hopkins University stellte fest, dass Menschen, die ihre in flüssiger Form aufgenommenen Kalorien reduzieren, mehr abnehmen – und diese Gewichtsabnahme länger halten – als Menschen, die ihre Kalorien im Essen reduzieren. Indem Sie einfach die »flüssigen Kalorien« reduzieren – also von bisher üblichen Getränken zu Tee wechseln –, können Sie sich alleine in einem Jahr fast 20 zusätzliche Kilos ersparen! (Und schon wirkt dieser Flaschengeist ziemlich realistisch, oder?)

Um mit der Entschlackung durch Tee zu beginnen, müssen Sie sich daher zuerst von den flüssigen Giftstoffen befreien, die sich in Ihrem Körper angesammelt haben. Das geht folgendermaßen:

## Schritt 1: Schwören Sie Limonaden und Fertig-Teegetränken ab!

**Jährliche Gewichtseinsparung: ca. 5 Kilo**

Meistens vernachlässigen wir Getränke, wenn wir an unsere täglichen Kalorienquellen denken. Dabei können sie einen großen Anteil ausmachen. Mit ungesunden Trinkgewohnheiten, durch den Konsum von Limonaden etc. führen Sie sich täglich große Kalorienmengen zu. Wie ist das möglich? Wegen der großen Zuckermengen. Die sattsam bekannte Coca Cola beispielsweise enthält ca. 35 Gramm Zucker pro 330-ml-Dose.

## Schritt 2: Trinken Sie keine Fruchtsaftgetränke!

**Jährliche Gewichtseinsparung: 8–9 Kilo**

Sollte der Gesetzgeber die Getränkehersteller jemals zwingen, ihre Produkte korrekt zu kennzeichnen, müsste man Capri Sonne in Capri Zucker umbenennen. Die meisten »Fruchtsaft«-Getränke sind in Wirklichkeit nicht mehr als Wasser und Zucker mit Aromen. Der Zuckergehalt kann dabei höher sein als der Saftgehalt. Wenn Sie bisher auch nur ein solches Getränk täglich getrunken haben, lassen Sie es künftig weg – und Sie werden sich in einem Jahr 8–9 Kilo ersparen!

## Schritt 3: Ersetzen Sie Kaffee durch Tee!

**Jährliche Gewichtseinsparung: 11 Kilo**

Wissenschaftler haben die Kaffeegewohnheiten der New Yorker untersucht und entdeckt, dass zwei Drittel der Starbucks-Kunden Kaffeemischgetränke normal aufgebrühtem Kaffee oder Tee vorzogen. Die Mischgetränke schlugen mit 239 Kalorien zu Buche. Wenn Sie nur einmal täglich stattdessen Tee trinken, werden Sie sich in einem Jahr elf Kilo zusätzliches Gewicht ersparen! (Sie werden sich vielleicht tatsächlich noch mehr ersparen, da Kaffee mit der Bauchfettspeicherung in Zusammenhang gebracht wird. Ein Forscherteam in Washington stellte fest, dass sich durch fünf oder mehr Tassen Kaffee pro Tag das Eingeweidefett verdoppelte).

## Schritt 4: »Aromatisieren« Sie Ihr Wasser mit Tee!

**Jährliche Gewichtseinsparung: 5–6 Kilo**

Im Rahmen eines der größten Marketing-Kunststücke überhaupt produziert die Firma Vitaminwater Produkte, die nach gesunden Getränken klingen, jedoch nichts anderes als Zuckerwasser sind. Das aromatisierte Wasser Power-C Dragonfruit hat 120 Kalorien und enthält 31 Gramm Zucker – das sind 10 Stückchen Würfelzucker! Sie würden sich bereits ca. ein Pfund pro Monat an Gewichtszunahme ersparen, wenn Sie dieses Getränk täglich austauschen.

## Schritt 5: Wählen Sie lieber Tee statt Saft!

**Jährliche Gewichtseinsparung: 10 Kilo**

Saft gilt allgemein als gesunde Alternative zu Softdrinks und Limos. Aber schauen Sie genau hin: Obst enthält viel Fruchtzucker (Fructose) und Traubenzucker (Glukose). Ein halber Liter Saft pro Tag kann Ihnen im Jahr 10 Kilo Gewichtszunahme bescheren. Ein ganzer Liter pro Tag hat genug Kalorien für eine reguläre Mahlzeit. Also: Finger weg!

## Schritt 6: Machen Sie Eistee selber!

### Jährliche Gewichtseinsparung: 5–6 Kilo

Wenn Sie ein Fan von Eistee sind, haben Sie wahrscheinlich gelesen »Entschlacken mit Tee« und gedacht: super! Fertig abgefüllte Tees sind aber nicht unbedingt die richtige Antwort. Erstens: Wurde ein Tee zubereitet und steht während, oh je, einer ganzen Bundesliga-Saison im Supermarktregal, waren die Nährstoffe lang genug Licht und Wärme ausgesetzt, um abgebaut zu werden. Wer weiß außerdem, was sonst noch alles seinen Weg in die Flasche gefunden hat? Vor allem Zucker und Aromastoffe. Früchte haben zur Herstellung meist wenig beigetragen und der Zuckergehalt kann durchaus mit Softdrinks Schritt halten.

## GREIFEN SIE NICHT ZUR FLASCHE

Vor einigen Jahren beauftragten die Autoren der Website *Eat This, Not That!* die Firma ChromaDex Laboratories, 14 verschiedene abgefüllte Fertig-Grüntees auf ihren Gehalt an krankheitsbekämpfenden Catechinen zu analysieren. Während Honey Green Tea der Firma Honest Tea die Liste mit eindrucksvollen 215 Milligramm an Gesamt-Catechinen anführte, gaben einige Produkte ein schlechtes Bild ab. Beispielsweise enthielt Pomegranate Green Tea von Republic of Tea nur 8 Milligramm und Tea Lemongrass Green von Ito En Teas nur 28 Milligramm, obgleich das Etikett angab, das Produkt enthalte reichlich Antioxidantien.

Warum diese Diskrepanz? Tatsache ist, dass fertig gekaufte Tees typischerweise 20 Prozent ihres EGCG-/Catechingehalts während des Abfüllprozesses verlieren. Darum ist es so wichtig, dass Sie Ihren Tee selbst zubereiten. Wenn Sie unbedingt fertig abgefüllten Tee kaufen möchten, greifen Sie zu Sorten mit einem Säuerungsmittel wie Zitronensaft oder Zitronensäure, das als Stabilisator für den EGCG-Spiegel dient. Neuere Studien zeigen, dass die Nährstoffe im Tee umso stabiler sind, je saurer ihre Umgebung ist. Aber selbst in einem sehr sauren Getränk hat sich die Hälfte der Nährstoffe nach 3 Monaten verflüchtigt.

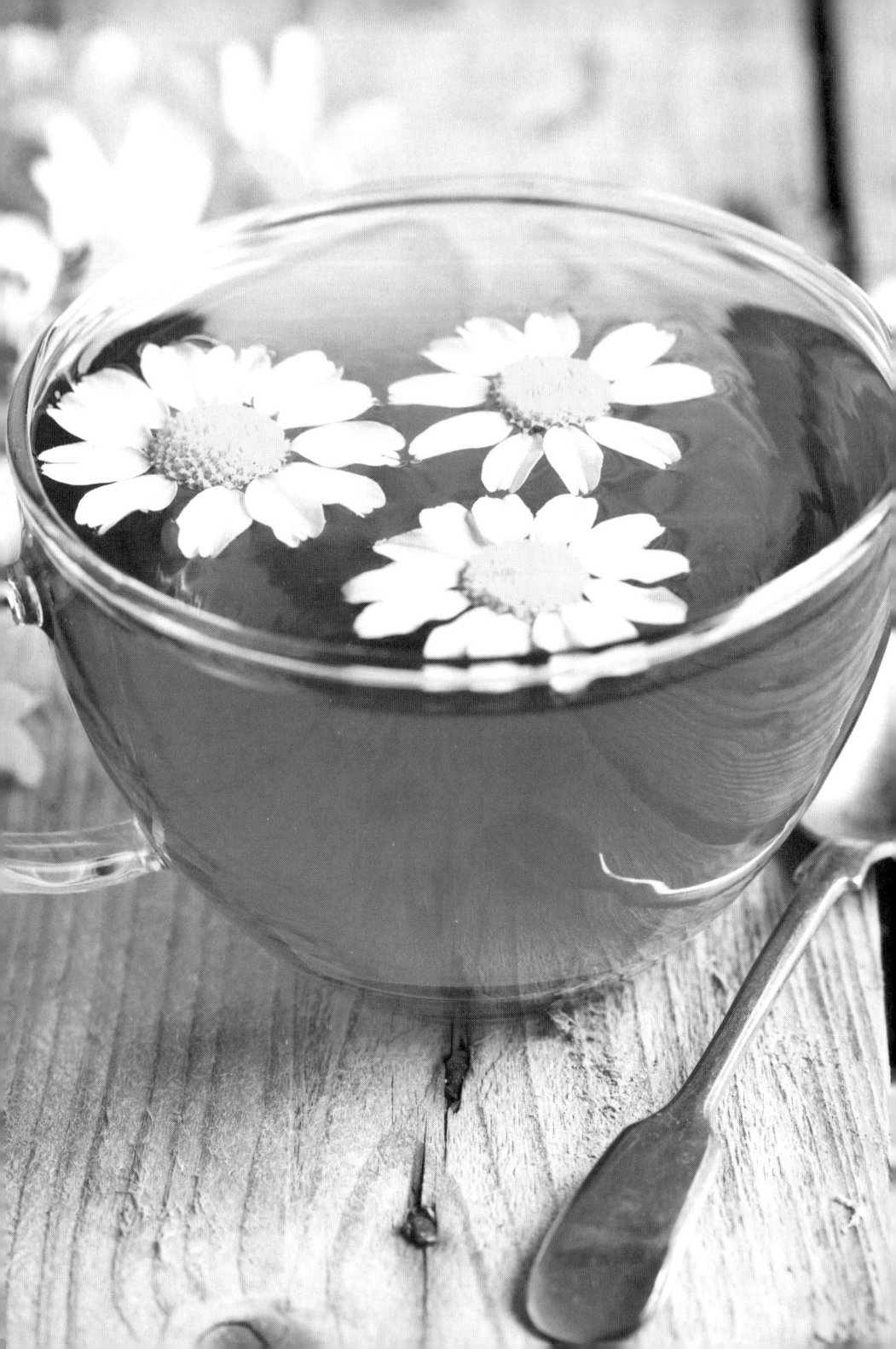

# 2

# Die Prinzipien des »7 Tage Tea Cleanse«

## WIE SIE DIESEN PLAN NUTZEN, UM BIS ZU SECHS KILO IN NUR SIEBEN TAGEN ABZUNEHMEN!

Ich glaube an den 7 *Tage Tea Cleanse*, weil ich die Kraft des Tees gesehen und selbst erlebt habe. Tee hat meiner Mutter das Leben gerettet und das Leben so vieler Menschen verändert, die ich kenne.

Tee hat mir nicht nur die Kontrolle über meinen Körper, meine Gesundheit und mein Gewicht gegeben, sondern noch etwas viel Wertvolleres: die Kontrolle über meinen Geist, meinen Stress und meine Zeit.

Meine Liebesgeschichte mit Tee begann, während ich im Zuge meiner Medienkarriere eine kurze Zeit in Seoul, Südkorea, verbrachte. In Korea ist Tee so üblich wie in Flaschen abgefülltes Wasser bei uns. Wo man auch hinschaut, verkaufen Maschinen keine Coladosen, sondern Becher mit heißem Tee für 60 Cent. Da ich mich anpassen wollte, schloss ich mich ebenfalls dieser Teekultur an.

Damit hat sich alles verändert. Tee unterdrückt den Appetit, so dass man völlig mühelos schlank bleibt. Wenn Sie Tee trinken, tun Sie mehr, als sich nur zu ernähren. Sie schließen sich einer Gemeinschaft von Menschen in aller Welt an, die dieselben Rituale pflegen wie Sie. In ganz Asien ist Tee praktisch das Nationalgetränk. In Ländern wie Marokko werden Sie nie ein Haus betreten, ohne dass man Ihnen Tee anbietet – das würde als unhöflich gelten! Von England bis Indien planen Menschen ihre Reise- und Arbeitstermine rund um den Tee.

Das Teetrinken ist zudem nicht nur ein privates, sondern auch ein geselliges Ereignis. Niemand käme auf die Idee, sich zum Limonadetrinken zu treffen; dabei ist es kein gutes Zeichen, alleine zu trinken, und auch wenn Kaffee ein großartiges Getränk ist, so ist es doch eines, das mit nervös machenden Nebenwirkungen verbunden ist. Tee ist ein eigenständiges Ritual, das Sie alleine genießen können, bevor Sie zu Bett gehen, oder mit einer engen Freundin, während Sie den letzten Klatsch austauschen.

Daher ist einzig Tee als Grundlage einer Entschlackung sinnvoll, auf die Sie immer wieder zurückkommen können. Sie müssen ihn nicht bei einem hochtrabenden Lieferservice bestellen, Unmengen Ihrer hart verdienten Kohle für ein Markengebräu ausgeben oder zur Nonne oder zum Mönch werden, weil Sie an keinem gesellschaftlichen Ereignis mehr teilnehmen können, weil es dort Ihren Zaubertrank nicht gibt. Für wenig Geld und mit etwas heißem Wasser bereiten Sie Ihr Getränk selbst zu.

Ich habe Ihnen bereits von der Kraft dieses erstaunlichen Gebräus berichtet. Nun möchte ich Ihnen die Prinzipien des *7 Tage Tea Cleanse*, nahebringen, damit Sie anfangen können, diesen Zauber sofort selbst zu erleben.

# Der »7 Tage Tea Cleanse«-Spickzettel

## Heiße Tees

Während der Entschlackung werden Sie fünfmal am Tag eine wohltuende Tasse Tee genießen. Jede ist sorgfältig ausgewählt, um Ihrem Körper die maximalen Vorteile zu liefern, und zwar genau dann, wenn er diese benötigt.

- Einen Tee, der den Stoffwechsel ankurbelt, um Ihre Fettburner auf Touren zu bringen.
- Einen Tee für einen flachen Bauch, um Entzundungen zu bekämpfen und Völlegefühl zu reduzieren.
- Zwei Fettblocker-Tees (einen vor dem Abendessen und einen mittags vor dem *Tea Cleanse*-Smoothie), um Ihre Fettzellen schrumpfen zu lassen, einer Gewichtszunahme vorzubeugen und das Hungergefühl zu reduzieren.
- Einen Antistress-Tee, um die Konzentration zu verbessern und für besseren Schlaf zu sorgen.

## Mahlzeiten

Dieser Ernährungsplan enthält kein Frühstück. Vielmehr werden Sie das Frühstück durch einen Tee ersetzen, der den Stoffwechsel in Schwung bringt, um Ihren Körper zu zwingen, zur Energiegewinnung an die Fettreserven zu gehen. Mittags genießen Sie einen sättigenden und leckeren *Tea Cleanse*-Smoothie. Und abends nehmen Sie eine vollständige, nahrhafte und sättigende Mahlzeit ein. Als Ergebnis werden Sie an jedem einzelnen Tag 800–1700 Kalorien einsparen und sich dennoch satt und voller Energie fühlen.

## »Tea Cleanse«-Smoothies

Sie werden sich jeden Tag auf einen kühlen, cremigen und leckeren Tee-Smoothie freuen. Die Rezepte sorgen für ein Sättigungsgefühl und versorgen den Körper mit allen Nährstoffen, die er braucht, damit das Fett dahinschmilzt und Ihre Gewichtsabnahme maximale Werte erreicht.

## Morgenritual

Sie werden jeden Tag nicht mit irgendeinem schrecklichen Sportprogramm oder übel schmeckenden Trank beginnen, sondern mit einem gemütlichen Spaziergang in der Sonne. Sie brauchen jeden Morgen lediglich 10 Minuten, damit die Zutaten in Ihrem Morgentee ihren Zauber wirken lassen können.

# Der »7 Tage Tea Cleanse«-Essensplan

7 Uhr
1–2 Tassen Tee, der den Stoffwechsel ankurbelt (Sie wählen zwischen Grün-, Oolong-, Yerba-Mate-, Goji- oder Kolanuss-Tee)

7:30 Uhr
Morgenritual (10–30-minütiger Spaziergang, vorzugsweise im Freien)

10 Uhr
1 Tasse Fettblocker-Tee (Sie wählen zwischen weißem, grünem, schwarzem, Barberry-, Rooibos- oder Pu-Erh-Tee)

12 Uhr
250 ml Tea Cleanse-Smoothie

15 Uhr
1 Tasse Tee für einen flachen Bauch (Sie wählen zwischen Minz-, Ingwer-, Heidelbeer-, Hibiskus-, Fenchel- oder Zitronentee)

18 Uhr
1 Tasse Fettblocker-Tee (Sie wählen zwischen weißem, grünem, schwarzem, Barberry-, Rooibos- oder Pu-Erh-Tee)

19 Uhr
Tea Cleanse-Abendessen

21 Uhr
1 Tasse Anti-Stress-Tee (Sie wählen zwischen Kava-Kava-, Ashwagandha-, Passionsblumen-, Hopfen-, Rooibos-, Melissen-, Baldrian- oder Kamillentee mit Lavendel)

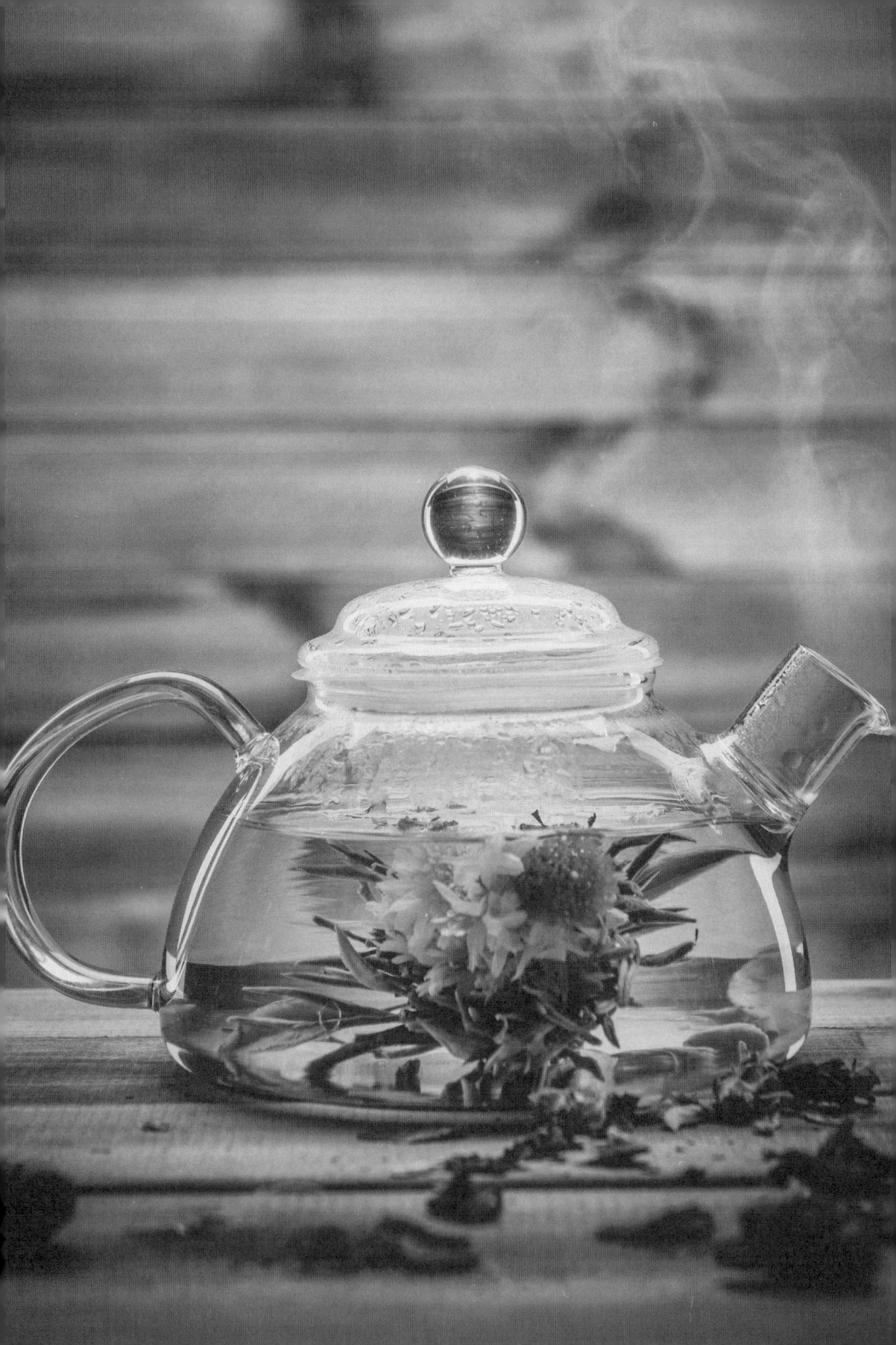

# 3

## Die Tee-Regeln

### TEE RICHTIG AUFRRÜHEN UND VERSTEHEN – FÜR MAXIMALE GEWICHTSABNAHME

Wenn Sie wie der Durchschnittsdeutsche sind, denken Sie bei dem Wort *Tee* zuerst an eine Packung Meßmer-Teebeutel oder an eine Flasche Nestea-Eistee.

Wahrscheinlich wissen Sie, dass grüner Tee gesund ist, dass ein heißer Tee mit Honig den Hals beruhigt und dass Chai eine Teemischung mit Gewürzen ist, die Sie bei Starbucks bekommen.

Und das war es dann auch schon.

Wenn es jedoch um unsere Haltung Tee gegenüber geht, stehen wir weitgehend auf verlorenem Posten. Von den kalten Küsten der Britischen Inseln bis zum feuchtheißen Dschungel Südostasiens ist Tee in vielen Kulturen ein entscheidender Bestandteil des Tages und wird dort so ritualisiert und diskutiert wie hierzulande Bier und Fußballergebnisse. In vielen Regionen werden Teeblätter so differenziert und unterschiedlich betrachtet wie Weinreben. In Japan kennt man eine offizielle Zeremonie rund um die Zubereitung von Matcha, einer Form des Grüntees. In einigen Teilen des früheren British Empire unterbrechen die Menschen noch immer jeden Tag gegen 16 Uhr zur Tea Time ihre Tätigkeit. Die Rituale rund um den Tee dienen wie viele andere kulturelle Riten der körperlichen und geistigen Gesundheit. Auf den folgenden Seiten werden Sie mehr darüber erfahren, wie Tee zubereitet wird und wie Sie ihn als Geheimwaffe zum Abnehmen nutzen können.

Die gute Nachricht ist, dass Sie keine Dienstboten, keine Geisha, kein spezielles Teehaus oder auch nur ein Paar weiße Handschuhe brauchen, um ein Höchstmaß an Geschmack und gesundheitlichen Vorteilen aus Tee zu ziehen. Sie sollten jedoch ein paar Regeln im Kopf haben, wenn Sie alle Eigenschaften nutzen möchten, die Tee zur Gewichtsabnahme zu bieten hat.

# Die traditionellen Tee-Arten

Tee gibt es – ähnlich wie Menschen – in allen möglichen Farben und von unterschiedlicher Herkunft, aus allen möglichen Regionen und Ländern und mit allen möglichen Geschmacksrichtungen und Temperamenten. Und wie die Menschen haben auch die Tees einmalige und wunderbare Merkmale. Bei der Entschlackung mit Tee und wegen der allgemeinen aktuellen und künftigen gesundheitlichen Vorteile sollten Sie auf eine möglichst große Vielfalt achten. So, wie eine breite Palette an Obst und Gemüse sicherstellt, dass Sie die volle Bandbreite an Vitaminen und Mineralstoffen zu sich nehmen, wird auch das Trinken einer großen Teevielfalt garantieren, dass Sie ein Höchstmaß an Mikronährstoffen für einen flachen Bauch, für den Abbau von Stress und das Ankurbeln der Gesundheit zu sich nehmen, die in diesem köstlichen Getränk enthalten sind.

Der *Tea Cleanse*-Ernährungsplan kategorisiert die Tees nachfolgend entsprechend ihrer jeweiligen Fähigkeit, den Stoffwechsel anzukurbeln, das Speichern von Fett zu reduzieren, den Hunger zu bremsen und Stress zu reduzieren. Für jeden Tee wird angegeben, zu welcher Tageszeit er seine Aufgabe am besten erfüllt. Wenn Sie Tee in einen gesunden Lebensstil integrieren möchten, werden Sie zweifellos Ihren Gaumen durch weitere und besondere Sorten erfreuen wollen. Nachfolgend die wichtigsten Teesorten, die Sie kennen sollten:

## *Grüner Tee*

**HERKUNFT:** China, Japan, Südostasien

**AUCH BEKANNT ALS:** Jasmintee (Mischung aus Grüntee und Jasminblüten), Pinhead Gunpowder, Sencha, Chinesischer Tee, Japanischer Tee, Matcha, Drachenbrunnentee, Pu-Erh

**KOFFEINGEHALT:** 15–20 mg pro Tasse

**WESENTLICHE FAKTEN:** Menschen, die mindestens ein Jahr lang pro Tag mindestens 120 Milliliter (etwa eine halbe Tasse) grünen Tee trinken, haben ein um 46 Prozent geringeres Risiko, Bluthochdruck zu entwickeln, als Menschen, die weniger davon trinken. Diese Zahlen gibt eine Studie in der Zeitschrift *Archives of Internal Medicine* an.

## Weißer Tee

**HERKUNFT:** China

**AUCH BEKANNT ALS:** Silver needle (Silbernadel), White Peony (weiße Pfingstrose), Long Life Eyebrow (Langes-Leben-Augenbrauen-Tee)

**KOFFEINGEHALT:** 45–60 mg pro Tasse

**WESENTLICHE FAKTEN:** Eine Studie der Case Western Reserve University stellte fest, dass die chemischen Substanzen in weißem Tee die Haut vor der Belastung durch Sonnenstrahlen zu schützen scheinen und damit ein vorzeitiges Altern verhindern.

## Schwarzer Tee

**HERKUNFT:** Indien, Sri Lanka, Argentinien, China

**AUCH BEKANNT ALS:** English Breakfast, Irish Breakfast, Assam, Ceylon, Darjeeling, Earl Grey (Mischung aus Schwarztee und Bergamotteöl), Chai (Schwarztee mit Gewürzen – mehr dazu unten)

**KOFFEINGEHALT:** 40–120 mg pro Tasse

**WESENTLICHE FAKTEN:** Werden täglich ca. 600 Milliliter schwarzer Tee getrunken, produziert der Körper fünfmal mehr Interferon. Dieses ist ein Schlüsselelement des körpereigenen Infektionsschutzes.

# Oolong-Tee

**HERKUNFT:** China, Taiwan

**AUCH BEKANNT ALS:** Oolong hat keine weiteren Bezeichnungen. Wer möchte sich auch die Gelegenheit entgehen lassen, »Oolong« zu sagen?

**KOFFEINGEHALT:** 35–45 mg pro Tasse

**WESENTLICHE FAKTEN:** Traditionalisten glauben, Oolong-Teeblätter müssten »gewaschen« werden, was grundsätzlich bedeutet, die erste Tasse wegzuschütten: Heißes Wasser über die Teeblätter gießen, 10 Sekunden ziehen lassen, dann das Wasser abgießen (dadurch soll das Aroma »geweckt« werden). Nun wieder heißes Wasser zugießen und bis zu 4 Minuten ziehen lassen.

# Roter Tee

**HERKUNFT:** Südafrika

**AUCH BEKANNT ALS:** Rooibos, Rotbuschtee

**KOFFEINGEHALT:** null

**WESENTLICHE FAKTEN:** Rooibos-Blätter sind sehr klein, daher einen feinen Filter verwenden und nur ein paar Minuten ziehen lassen; die kleinen Blätter entwickeln ein sehr intensives, süßes Aroma.

## Mate

**HERKUNFT:** Südamerika

**AUCH BEKANNT ALS:** Yerba Mate

**KOFFEINGEHALT:** null. Mate enthält eine koffeinähnliche Substanz, die als Matein bezeichnet wird und anregend wirkt, ohne jedoch nervös zu machen wie Koffein.

**WESENTLICHE FAKTEN:** Zwar sind noch weitere Studien erforderlich, die Auswirkungen von Matein auf den Stoffwechsel werden jedoch so hoch bewertet, dass Mate auf der Liste der Inhaltsstoffe vieler Diätpillen steht. Um in den Genuss der Vorteile von Mate ohne die gefährlichen Nebenwirkungen von Pillen zu kommen, brühen Sie den Tee auf (1 gehäuften Teelöffel Mate pro 350 ml Wasser) und lassen ihn 1–4 Minuten ziehen.

## Kräutertees

**HERKUNFT:** Unterschiedlich

**AUCH BEKANNT ALS:** Kamillen-, Hibiskus-, Anis-, Pfefferminz-, Melissen-, Kletten-, Zimt-, Zitrus-, Ingwer-, Baldrian-, Lavendel-, Hopfen-, Passionsblumen-, Ashwagandha-, Kava-Kava-Tee

**KOFFEINGEHALT:** null

**WESENTLICHE FAKTEN:** Als »Kräutertee« gilt im Grunde jede Art von Kraut, Blüte, Gewürz oder sonstigem pflanzlichem Material, das in heißem Wasser eingeweicht wird – streng genommen sind das keine Tees. Echter Tee stammt von einer Varietät der Teepflanze (Camellia sinensis). Da jedoch viele spezifische Kräutertees stressabbauende Eigenschaften haben, die dazu beitragen können, die Gesundheit allgemein zu verbessern und die Voraussetzungen für eine Gewichtsabnahme zu schaffen, werden sie zu einem regelmäßigen Bestandteil Ihres Abendrituals werden.

# Müheloses Aufbrühen

Wenn Sie Wasser aufkochen können, können Sie auch Tee zubereiten. Hierin liegt jedoch zugleich auch die Ironie: Wenn Sie Wasser aufkochen können, können Sie auch eine gute Tasse Tee ruinieren, zumindest wenn man Tee-Sachverständigen und Gesundheitsexperten glaubt. Durch minimale Optimierungen können Sie ein Maximum an Geschmack und gesundheitlichen Vorteilen sicherstellen. Und das geht so:

**Besser keine Teebeutel verwenden.** Investieren Sie in losen Tee. Zwar sind Teebeutel die preiswerteste, schnellste und einfachste Art, einen Tee zuzubereiten, ein Bericht von ConsumerLab.com, einer unabhängigen Website, die Gesundheitsprodukte testet, kam jedoch zu dem Schluss, dass Grüntee, der aus losen Teeblättern aufgebrüht wird, die höchsten Werte an Catechinen aufweist. Catechin, ein pflanzliches Antioxidans, verleiht dem Tee einen Großteil seiner gewichtsreduzierenden Eigenschaften. (In den folgenden Kapiteln erfahren Sie mehr über Catechine.) In dem Bericht wurde ein Teelöffel Gyokuro-Grüntee von Teavana mit einem Teebeutel Grüntee von Lipton und Bigelow verglichen. Die Wissenschaftler stellten fest, dass der lose grüne Tee ca. 250 Milligramm Catechine enthielt, während die Teebeutel auf etwas niedrigere Werte kamen. Loser Tee ist jedoch teurer: Der Bericht errechnete, dass man zwischen 27 und 60 Cent bei Teebeuteln versus $ 2,18 für losen Tee ausgeben muss, um 200 Milligramm Epigallocatechingallat (EGCG) zu erhalten – eine besonders wirksame Form von Catechin, die nachweislich die Gene »abschaltet«, die Adipositas, Diabetes und die Speicherung von Bauchfett auslösen. Zudem ist Folsäure, ein B-Vitamin im Tee, das den Körper ebenfalls im Kampf gegen Gewichtszunahme und Diabetes unterstützt, sowohl in losem Tee als auch in Teebeuteln in hoher Konzentration enthalten. Eine Studie im *Journal of the American Dietetic Association* fand jedoch heraus, dass Teebeutel verhindern können, dass die Folsäure ins Getränk übertritt.

**Matcha ins Repertoire aufnehmen.** Matcha ist eine Form von Grüntee, bei der anstelle von Teilen das ganze Teeblatt in Pulverform verwendet wird. Matcha ist ein zeremonieller Tee, der zunehmend an Beliebtheit gewinnt und an vielen Orten erhältlich ist. Da das Teepulver sich im Wasser direkt auflöst (und heiß oder kalt aufgießbar ist), glauben manche, durch Matcha würde für den Körper ein größerer Prozentsatz der Nährstoffe nutzbar als durch Standard-Grüntees. Beachten Sie, dass es verschiedene Matcha-Qualitäten gibt. Während auch China das Produkt inzwischen mit unterschiedlichem Erfolg produziert, kommt der beste Matcha aus Japan und hat eine kräftige grüne Farbe. Billigprodukte können bräunlich und bitter sein.

**Die richtige Temperatur treffen.** Wenn der Teekessel pfeift, das Wasser vom Herd nehmen und etwa 30 Sekunden stehen lassen, empfiehlt Linda Smith, Eigentümerin und Mischmeisterin von Divinitea.com. »Kochendes Wasser versengt den Tee und gibt ihm einen herben, tanninbetonten Geschmack«, erklärt sie. Und genau wie beim zu langen Kochen von Gemüse kann stark kochendes Wasser einige der empfindlichen Nährstoffe beschädigen, die man aus dem Tee extrahieren möchte. Lassen Sie das Wasser vom Kochpunkt bei 100 °C auf ca. 85 °C abkühlen (für empfindlichen Grüntee sogar noch weiter), bevor Sie die Teeblätter damit aufgießen.

**Ziehzeiten beachten.** Eine Studie im *Journal of Agricultural Food Chemistry* sah sich sechs beliebte Teemarken an und wies nach, dass jede Teesorte ihre spezielle Ziehzeit hat, nach der das maximale Maß an Nährstoffen gewonnen wird, bevor der Tee bitter wird. »Will man einen wirklich guten Tee zubereiten, darf man außerdem nicht vergessen, die Blätter herauszunehmen«, sagt Smith. »Wenn Sie die Blätter zu lange ziehen lassen, wird der Tee zu stark.«

- Schwarz- und Mate-Tees haben eine Ziehzeit von 3–5 Minuten, um ihre maximale antioxidative Wirkung zu entwickeln.
- Grün- und Oolong-Tees haben eine Ziehzeit von 2–3 Minuten.
- Weiße Tees sind ebenfalls nach 2–3 Minuten fertig, wegen ihres zarten Aromas möchten Sie sie aber vielleicht bis zu 5 Minuten ziehen lassen, um einen etwas kräftigeren Geschmack zu erzielen.
- Rooibos-Tee, der sein Aroma sehr schnell freisetzt, kann nach 2 Minuten oder sogar weniger fertig sein. Probieren Sie es aus, um das Aroma nach Ihrem Geschmack herauszufinden.

**Mit etwas Zitrone die Vorteile weiter steigern.** Wenn Sie einen Tee genießen, zersetzt sich ein signifikanter Prozentsatz der Polyphenol-Antioxidantien, bevor er in Ihren Blutkreislauf gelangt. Wissenschaftler der Purdue University haben jedoch entdeckt, dass die Polyphenole erhalten bleiben, wenn man etwas Zitronensaft in den Tee gibt.

**Milch besser weglassen.** Eine Studie im *European Heart Journal* stellte fest, dass Tee die Durchblutung und die Gefäßerweiterung verbessern kann (und damit blutdrucksenkend wirkt), dass die Zugabe von Milch zum Tee diesen Effekten jedoch entgegenwirkt.

# Sonnen-Tees

Im Sommer bereiten Traditionalisten gerne einen »Sonnen-Tee« zu, der durch eine kalte Aufgussmethode entsteht. Hierzu wird ein Glaskrug mit kaltem Wasser mit vier bis sechs Teebeuteln auf ein Fensterbrett gestellt. So kann die Sonnenwärme einen Nachmittag lang Aroma und Nährstoffe aus den Teebeuteln ziehen.

Es erscheint sehr sinnvoll, an einem heißen Sommertag den Herd nicht anschalten zu müssen und die Küche nicht mit heißen Dämpfen zu erfüllen. Zudem ziehen viele Leute das durch diese Methode entstehende mildere Aroma für ungesüßte Eistees vor. Einer Studie im *Journal of Food Processing and Preservation* zufolge werden durch einen Aufguss mit kaltem Wasser die Catechine (oder das Koffein) aus den Teeblättern jedoch weniger wirksam extrahiert. Eine andere Studie in *Food Science and Technology* fand heraus, dass in kalt aufgegossenem Tee etwa 16 Prozent weniger Catechine enthalten waren als in heiß aufgebrühtem Tee. Wenn Ihnen diese Methode für einen heißen Sommertag dennoch zusagt, lassen Sie sich nicht davon abhalten. Sie müssen nur wissen, dass Sie damit ein Getränk zu sich nehmen, das nicht so wirksam ist wie Ihr Standardtee.

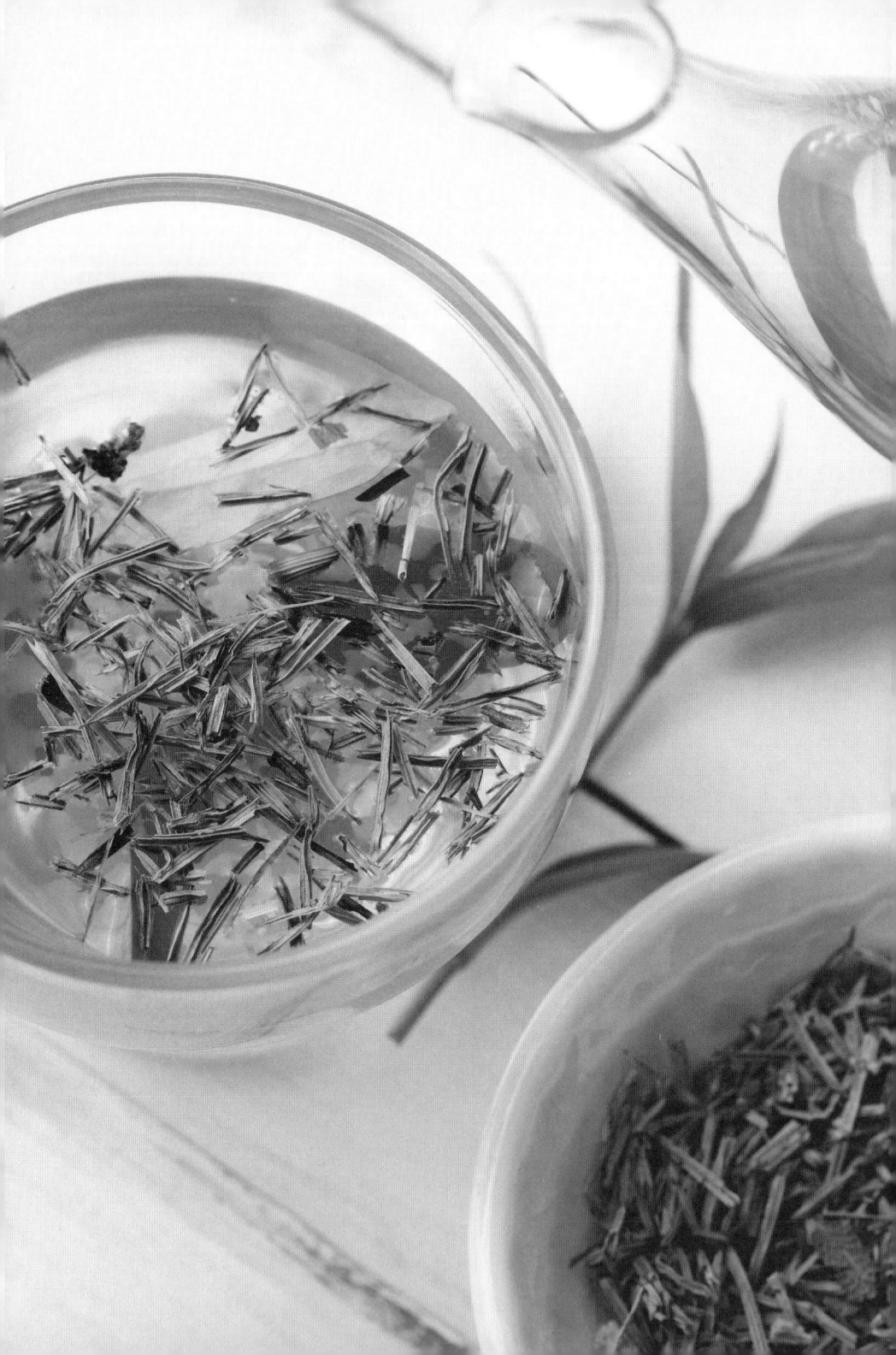

# 4

## Fettblocker-Tees

### DIE BESTEN TEES, UM IHR FETTSPEICHERSYSTEM ABZUSCHALTEN UND IHRE FETTZELLEN FERTIGZUMACHEN!

Eine dampfende Tasse Tee ist das perfekte Getränk, um einen rauen Hals zu beruhigen, sich an einem kalten Wintertag aufzuwärmen oder sich *Downton Abbey* am Stück reinzuziehen. Bestimmte Tees eignen sich jedoch auch perfekt für etwas anderes – sie helfen beim Abnehmen. Genauer gesagt verhindern sie, dass Ihr Körper an Gewicht zunehmen kann.

Stellen Sie sich Ihren Körper als eine sich ständig verändernde formlose Entität vor. In diesem ständigen Kampf werden Sie entweder immer etwas magerer oder etwas schwerer. Während intensiver Sport und restriktive Diäten den Zeiger der Waage kurzzeitig in Bewegung bringen, werden ein oder zwei Tassen Tee täglich sie in die richtige Richtung schubsen, nur ein wenig, aber immer wieder, Tag für Tag. Das ist genau die Art von Gewichtsabnahme, die Sie sich wünschen – ohne besondere Anstrengungen Ihrerseits. Wenn Sie jedoch Leuten begegnen, die Sie länger nicht gesehen haben, werden deren Augenbrauen bewundernd hochgehen: »Wie hast du das gemacht?«

Vielleicht werden Sie Ihr Geheimnis verraten (vielleicht auch nicht): mit sechs Tees, die als Fettblocker wirken und automatisch zu einer Gewichtsabnahme führen. Sie müssen nur jeden Tag eine der unten aufgeführten Teesorten trinken – manche Leute bleiben immer bei derselben Sorte, während andere lieber eine Auswahl kaufen und sich von Tag zu Tag entscheiden. Es liegt ganz bei Ihnen und Ihren geschmacklichen Vorlieben.

## DER BAUCH-ENTFETTER

### Weißer Tee

**BEGRÜNDUNG:** Befreit den Körper von Fett

Weißer Tee wird auf natürlichem Weg, häufig in der Sonne, getrocknet, dadurch ist er von allen Tees derjenige, der am wenigsten verarbeitet ist und am meisten Antioxidantien enthält (dreimal so viele Polyphenole wie Grüntee!).

Weißer Tee wirkt auf viererlei Wegen, um dem Körper Fett zu entziehen. Eine im *Journal of Nutrition and Metabolism* veröffentlichte Studie zeigte, dass weißer Tee wegen seines hohen Gehalts an Inhaltsstoffen, die auf menschliche Fettzellen zu wirken scheinen, gleichzeitig die Lipolyse (Fettabbau) ankurbeln und die Bildung von Fettzellen blockieren kann. Eine andere Gruppe von Wissenschaftlern stellte fest, dass der Tee auch eine hohe Konzentration eines Typs von Antioxidantien enthält, der die Fettfreisetzung aus den Zellen auslöst und dazu beiträgt, die Leber Fett schneller in Energie umwandeln zu lassen. Wer braucht noch formende Unterwäsche, wenn es ausreicht, diesen wirksamen Aufguss zu trinken? Wenn es so etwas wie einen Diättee gibt, dann ist es dieser.

## DER HACKER DES FETT-GENS

### *Grüner Tee*

**BEGRÜNDUNG:** Hebelt Ihre Fettspeichergene aus

Grüner Tee oder seine Derivate tauchen aus gutem Grund täglich auf Ihrem *Tea Cleanse*-Plan auf – tatsächlich aus einer ganzen Reihe guter Gründe. Grüner Tee enthält besonders viel des Catechintyps EGCG, der die genetischen Auslöser für Diabetes und Adipositas »abschalten« kann.

Auch wenn es in Ihren Ohren wie Science-Fiction klingen mag, es ist Realität: Es gibt eine neue Wissenschaft, die Nutrigenetik, und diese ändert alles, was wir bislang über Gewichtsabnahme wussten. Eine 2014 in der Zeitschrift *Advanced Nutrition* veröffentlichte Studie stellte fest, dass Fettleibige und Diabetiker ein anderes Genmarker-Muster haben als Menschen, die nicht fettleibig sind und nicht an Diabetes leiden. In erster Linie – so die Wissenschaftler – stehen bei ihnen die Schalter für ihre Fettspeichergene auf »ein«. In einer Durchsicht 46 verschiedener Studien zum Thema Adipositas und Genetik berichteten Wissenschaftler 2014 im *International Journal of Obesity*, dass Genmarker für Adipositas (ein Nachweis dafür, dass die Fett-Gene aktiv sind) bereits bei der Geburt nachweisbar sind und vorhersagen lassen, ob ein Neugeborenes als Erwachsener fettleibig sein wird.

»Was Sie essen oder nicht essen, kann beeinflussen, welche Gene wann aktiv werden«, sagt Kevin L. Schalinske, Ph.D., Professor an der Fakultät für Ernährungswissenschaften und menschliche Ernährung an der Iowa State University. Und die Art der Ernährung kann diese Gene auch wieder deaktivieren. Sobald sie »ausgeschaltet« sind, wird es für den Körper schwierig, zuzunehmen – er ist dann einfach nicht dafür prädisponiert, Pfunde anzusammeln. Forscher haben elf Nährstoffe identifiziert, die die Fett-Gene ausschalten. Dazu gehören die Nährstoffe in Obst, Nüssen und Eiern. Grüner Tee ist jedoch einzigartig, weil er die optimale Quelle für einen der wichtigsten Stoffe ist, der das Fett-Gen ausschaltet, nämlich EGCG. Zudem enthält Grüntee Folate, die ebenfalls die genetischen Schalter für Gewichtszunahme und Insulinresistenz ausschalten.

EGCG kurbelt zudem den Gehalt an Cholecystokinin (CKG) an, ein Hormon, das das Hungergefühl unterdrückt. In einer schwedischen Studie über die Auswirkungen von Grüntee auf den Hunger teilten die Wissenschaftler die Teilnehmer in zwei Gruppen: Eine Gruppe trank Wasser zum Essen, die andere Gruppe trank grünen Tee. Die Teetrinker berichteten nicht nur, dass sie weniger Lust auf ihre Lieblingsspeisen verspürten (sogar noch zwei Stunden nach dem Teetrinken), sondern sie empfanden das Essen auch als weniger befriedigend. Und 2015 kam eine Studie des Institute of Food Research zu dem Schluss, dass die Polyphenole im Grüntee das »Signalmolekül« namens Endothelwachstumsfaktor oder VEGF hemmen, das im Körper sowohl Herzerkrankungen als auch Krebs auslösen kann.

## DER FETTHORMON-STOPPER

### *Schwarzer Tee*

**BEGRÜNDUNG:** Reduziert die Fettspeicherhormone im Körper

Schreiende Babys. Schreiende Chefs. Schreiende TV-Moderatoren. Was auch immer bei Ihnen Stress auslösen mag, es ist wichtig, sich bewusst zu machen, dass diese Faktoren Sie nicht nur erschöpfen, sondern auch dick machen.

Stress trägt vorrangig zur Gewichtszunahme bei. Unser Körper ist einfach nicht für den modernen Lebensstil ausgelegt. Sobald es stressig wird, erhöht der Körper als Erstes seine Adrenalinproduktion. Adrenalin bringt die Fettzellen überall im Körper dazu, ihre gespeicherten Fettsäuren ins Blut abzugeben, damit sie als Energie genutzt werden. Das war früher eine großartige Sache, als Stress den Angriff eines Säbelzahntigers oder einer Horde von Barbaren bedeutete und man kehrtmachen und in die Berge flüchten musste. Vor einem Abgabetermin oder einem Verkehrsstau kann man jedoch nicht weglaufen. Da hilft nur Augen zu und durch und eventuell die Nerven mit einem kleinen Imbiss beruhigen. Und dann vielleicht mit noch einem. Inzwischen schnappt sich ein zweites Hormon, das Cortisol, alle Fettsäuren aus dem Blut und speichert sie in Ihrer Bauchregion. Nachdem dieses Fett gespeichert und nicht verbrannt wurde, hält der Körper nach weiteren Kalorien Ausschau, um die zuvor freigesetzten Fettsäuren (als er dachte, eine Invasion wilder Horden stünde bevor) zu ersetzen.

Das nächste Mal, wenn Sie unter Druck geraten, brühen Sie sich eine Kanne Schwarztee auf. Die Forschung hat festgestellt, dass dieses Getränk den Körper schneller dazu bringen kann, sich zu beruhigen und den Cortisolspiegel wieder auf Normalwerte zu senken. Auch wenn die Wissenschaftler nicht sicher sind, welcher Inhaltsstoff im Tee den Menschen hilft, sich zu erholen, sind die Befunde aussagekräftig.

## DER SCHWABBELSPECK-BLOCKER

### Berberitze

**BEGRÜNDUNG:** Bremst das Wachstum der Fettzellen

Stamm, Früchte und Wurzelrinde des Berberitzenstrauchs enthalten Berberin, eine wirksame, natürlich vorkommende fettverbrennende Substanz. Eine von chinesischen Wissenschaftlern durchgeführte Studie ergab, dass Berberin einer Gewichtszunahme und der Entwicklung einer Insulinresistenz bei Ratten, die fettreiches Futter bekommen, vorbeugen kann. Vorherige Studien haben zudem ergeben, dass der Genuss dieser Pflanze den Energieverbrauch ankurbeln und auch dazu beitragen kann, die Anzahl Rezeptoren auf der Oberfläche von Fettzellen zu reduzieren, so dass sie Bausteine für Schwabbelspeck schlechter nutzen können. Klingt für mich nach einem guten Grund, noch eine Tasse Tee zu trinken!

## DER FETTZELLEN-STOPPER

### Rooibos

**BEGRÜNDUNG:** Hemmt die Bildung von Fettzellen

Dieser rote, von Natur aus süße Tee aus den Blättern des Rooibos-Busches lässt Fett wirksam dahinschmelzen. Rooibos, auch als Rotbusch bekannt, wächst ausschließlich in der kleinen Region Cederberg in Südafrika in der Nähe von Kapstadt. Südafrikanischen Forschern zufolge hemmen die in der Pflanze vorhandenen Polyphenole und Flavonoide die Bildung neuer Fettzellen um 22 Prozent. Den besonderen Vorteil von Rooibos-Tee für den Bauch liefert ein einmaliges und wirksames

Flavonoid, das Aspalathin. Wie die Forschung zeigt, kann Aspalathin Stresshormone reduzieren, die Hunger und Fettspeicherung auslösen und mit Hypertonie, metabolischem Syndrom, kardiovaskulären Erkrankungen, Insulinresistenz und Diabetes Typ II in Verbindung gebracht werden.

## DER BAUCHSCHRUMPFER

# Pu-Erh

**BEGRÜNDUNG:** Lässt Ihre Fettzellen schrumpfen

Pu-Erh ist ein fermentierter Grüntee aus China, der getrocknet und zu Ziegeln gepresst wird. Die mikrobielle Fermentierung als Teil des Prozesses scheint dem Pu-Erh die zusätzlichen fettschmelzenden Eigenschaften zu verleihen. Chinesische Wissenschaftler verteilten Ratten auf fünf verschiedene Gruppen und fütterten sie zwei Monate lang mit unterschiedlichem Futter. Neben einer Kontrollgruppe gab es eine Gruppe, die sehr fettreiches Futter ohne Teezusatz erhielt, und drei Gruppen, die sehr fettreiches Futter mit unterschiedlichen Dosen Pu-Erh-Extrakt erhielten. Die Wissenschaftler stellten fest, dass der Tee die Triglyceridkonzentrationen (potenziell gefährliches Blutfett) und das Bauchfett in den Gruppen mit sehr fettreichem Futter signifikant senkte. Auch wenn der Teegenuss beim Menschen etwas anders wirken könnte, liegen doch genügend Ergebnisse zu den allgemeinen Wirkungen von grünem Tee vor, um es lohnend erscheinen zu lassen, diesen ungewöhnlichen Nebeneffekt weiter zu untersuchen.

# Chai – geballte Kraft!
# Genießen Sie einen würzigen Becher wirksamer Medizin.

Chai ist ein schwarzer Tee, der zusammen mit einem kraftvollen Team in Ihrem Bauch ankommt. Dieses Team ist eine Sammlung von Kräutern und Gewürzen, die alle ihre eigene Superpower haben und Ihnen an zahlreichen Fronten beim Kampf für Ihre Gesundheit helfen können. Chai stärkt das Immunsystem, bekämpft Entzündungen, verlangsamt das Altern und verbessert die Herz-Kreislauffunktionen. Da es sich bei Chai-Tee um eine Mischung verschiedener Elemente handelt, versteht man ihn vielleicht am besten, wenn man sich seine wichtigsten Bestandteile gesondert anschaut: Schwarztee, Ingwer, Kardamom, Zimt, Fenchel, Gewürznelke und schwarzer Pfeffer.

**SCHWARZTEE** kann das Tempo beschleunigen, in dem Ihr Körper zur Ruhe kommt, und kann den Cortisolspiegel wieder auf Normalwerte bringen. Weniger Stress = weniger Hunger/weniger Snacks. Eine Studie, die 2007 in der Zeitschrift *Psychopharmacology* veröffentlicht wurde, berichtete, dass die Trinker von Schwarztee mit Stress besser umgehen konnten als Menschen, die Kräutertee tranken.

**INGWER** hemmt mehrere Gene und Enzyme im Körper, die eine mit Völlegefühl einhergehende Entzündung fördern. Ingwer ist ein wirksames Muskelrelaxans, das durch Sport bedingten Muskelkater um 25 Prozent reduziert. Er kann auch gegen Völlegefühl helfen. Wissenschaftler schreiben die gesundheitlichen Vorteile des Ingwers den Gingerolen zu, Substanzen mit antioxidierenden, entzündungshemmenden, antibakteriellen – und krankheitsvorbeugenden Eigenschaften. Studien lassen tatsächlich vermuten, dass Ingwer die Symptome von Arthritis reduzieren, den Cholesterinspiegel senken und Krebs vorbeugen kann.

**KARDAMOM** Gemäß der Nährstoff-Datenbank des Landwirtschafts-ministeriums der Vereinigten Staaten (USDA) verfügt das Gewürz über 3,2 Gramm Ballaststoffe pro 2 Esslöffel (und nur 36 Kalorien) – daher kann es das Sättigungsgefühl fördern und den Blutzucker stabilisieren.

**ZIMT** kann den Blutzucker kontrollieren und Diabetes vorbeugen helfen. In einer Studie wurde festgestellt, dass die Zugabe von einem Teelöffel Zimt zu einer stärkehaltigen Mahlzeit den Blutzucker ebenso wirksam stabilisiert und Insulinspitzen abwendet wie die Diabetes-Medikamente der ersten Generation.

**FENCHEL** Gemäß einer 2015 im *Journal of Food Biochemistry* veröffentlichten Studie hat *Foeniculum vulgar* – besser bekannt als Fenchel – ausgeprägte entzündungshemmende Eigenschaften. Während die U.S. National Institutes of Health zur arzneilichen Wirksamkeit von Fenchel keine Stellung beziehen, vertritt in Deutschland die Kommission E, ein wissenschaftliches Gremium unabhängiger Experten des Bundesinstituts für Arzneimittel und Medizinprodukte, das sich vor allem mit der Phytotherapie befasst, die Ansicht, dass Fenchel sehr wohl wirksam Flatulenz bekämpfen kann (und alles, was Flatulenz bekämpft, bekommt in meinem Buch Bestnoten).

**GEWÜRZNELKE** Eine 2014 in der Zeitschrift *Oncology Research* veröffentlichte Studie berichtete, dass ein Gewürznelkenextrakt das Tumorwachstum hemmt. Die Pflanze hat auch antibakterielle, antimykotische und antivirale Eigenschaften, fördert die Verdauung und kann sogar Schmerzen lindern.

**SCHWARZER PFEFFER** Neuere Studien legen nahe, dass Piperin, ein wirksamer Bestandteil im schwarzen Pfeffer, die ausgeprägte Fähigkeit besitzt, Entzündungen abzuschwächen und die Bildung von Fettzellen zu hemmen, was zu einem verringerten Taillenumfang, weniger Körperfett und einem niedrigeren Cholesterinspiegel führt.

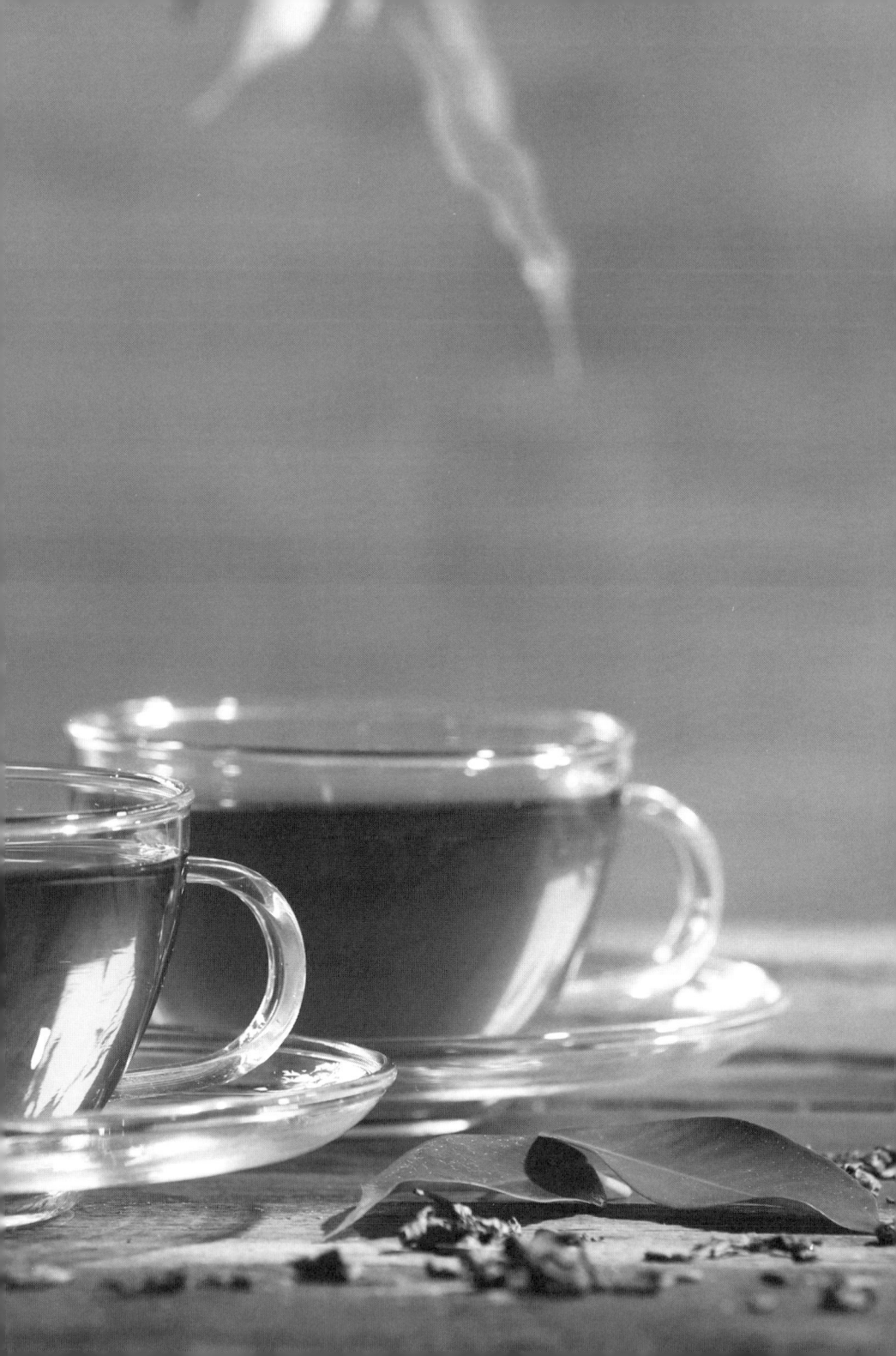

# 5

# *Tees, die den Stoffwechsel ankurbeln*

TEES, MIT DENEN SIE IHREN STOFFWECHSEL AUF TOUREN BRINGEN UND IHRE KALORIENVERBRENNUNG UM EINE STUFE (ODER ZWEI!) HINAUFSCHALTEN

Stellen Sie sich Ihren Körper als einen Teekessel auf dem Herd vor und das Wasser darin als Ihr Bauchfett. Die Chancen stehen gut, dass der Kessel dort über schwacher Hitze steht, die so gut wie nichts bewirkt. Das Wasser in dem Kessel mag zwar warm sein, aber es kocht nicht. Wenn der Kessel pfeifen soll – und wenn Sie selbst ein paar bewundernde Pfiffe ernten möchten – müssen Sie auf höhere Hitze schalten.

Genau das wird geschehen, wenn Sie den Teekessel aus der Metapher in die Wirklichkeit übertragen, indem Sie die Tees dieses Kapitels in Ihren Alltag übernehmen. Weiter vorne in diesem Buch haben wir über Tees gesprochen, die die Gewichtszunahme stoppen, indem sie die Wirkung von Fett-Genen blockieren, Ihren Körper daran hindern, neue Fettzellen zu bilden und die bestehenden Fettzellen im wahrsten Sinn des Wortes aushungern und damit zwingen, zu schrumpfen.

Dabei handelt es sich um wirksame Heilmittel, aber dies ist nur der erste Schritt dieser Entschlackung für den ganzen Körper durch Tee. Abgesehen davon, dass sie die Bildung neuer Fettzellen verhindern, können bestimmte Tees Ihre Kalorienverbrennung so schnell und einfach auf Touren bringen, wie man einen Herd von niedriger auf hohe Temperatur schaltet. Tee kann Ihr inneres Thermometer zurücksetzen, um Stoffwechsel und Gewichtsabnahme zu steigern, in einigen Fällen bis zu 10 Prozent, ohne Sport oder Diät und ohne in einer Sauna zu schwitzen. Ja, manchmal kann der Teekessel ebenso wirksam sein wie die Kugelhantel.

Vergessen Sie nicht: Jeder dieser Tees kann die Aufgabe erfüllen, den Stoffwechsel anzukurbeln. Finden Sie heraus, welcher Ihnen am besten schmeckt, oder versuchen Sie es jeden Tag mit einem anderen!

## DER FETTSCHMELZER

### *Grüner Tee*

**BEGRÜNDUNG:** Entsperrt Ihre Fettzellen

Aktivieren Sie vor einem Workout Ihren Stoffwechsel und maximieren Sie die fettvernichtenden Effekte des Sports, indem Sie eine Tasse Grüntee trinken. In einer neueren, zwölfwöchigen Studie nahmen die Teilnehmer, die täglich vier bis fünf Tassen Grüntee mit 25-minütigem schweißtreibendem Sport kombinierten, durchschnittlich ein Kilo mehr ab als die Teilnehmer, die Sport trieben, aber keinen Tee tranken. Wie bereits gesagt ist es die Wirkung der einmaligen Catechine im Grüntee, die Fettgewebe vernichten kann, indem die Catechine die Freisetzung von Fett aus den Fettzellen (vor allem im Bauch) auslösen und die Fähigkeit der Leber ankurbeln, dieses Fett in Energie umzuwandeln.

## DER EIN-PFUND-PRO-WOCHE-SCHREDDER

## Oolong-Tee

**BEGRÜNDUNG:** Kurbelt den Stoffwechsel an

Oolong, eine chinesische Bezeichnung für »schwarzer Drache«, ist ein heller, blumiger Tee, der ebenso wie Grüntee viele Catechine enthält, die die Gewichtsabnahme fördern, indem Sie die Fähigkeit des Körpers verstärken, Lipide (Fett) zu verstoffwechseln. Eine Studie im *Chinese Journal of Integrative Medicine* fand heraus, dass die Teilnehmer, die regelmäßig Oolong-Tee tranken, im Lauf der sechswöchigen Studie knapp 6 Pfund abnahmen. Das ist knapp ein Pfund pro Woche!

## DER SPORT-UNTERSTÜTZER

## Yerba Mate

**BEGRÜNDUNG:** Macht Ihre Fettburner für Sport empfänglicher

Dieser Tee ist für seine starken thermogenen Effekte bekannt – das heißt, er dreht die Kalorienverbrennung Ihres Körpers auf eine höhere Stufe – und kann die Gewichtsabnahme auch durch eine Verbesserung der Insulinempfindlichkeit fördern. In einer neueren Studie wurden die Teilnehmer auf zwei Gruppen verteilt. Eine Gruppe nahm 60 Minuten vor dem Sport ein Placebo ein, die andere Gruppe eine Kapsel mit 1000 Milligramm Yerba Mate. Die Forscher stellten fest, dass die günstigen Wirkungen des Sports auf den Stoffwechsel bei den Probanden zunahmen, die Yerba Mate eingenommen hatten.

## DER KALORIENVERBRAUCHER

# *Goji*

**BEGRÜNDUNG**: Steigert die Kalorienverbrennung um 10 Prozent

Getrocknete Goji-Beeren mögen zwar in Naturkostläden zu den Grund-nahrungsmitteln zählen, es lohnt sich jedoch auch, in der Teeabtei-lung nach ihnen zu suchen. *Lycium barbarum*, die Pflanze, von der die Goji-Beeren stammen, ist in der asiatischen Medizin ein traditionelles Heilmittel für Diabetes und andere Krankheiten, hat jedoch auch einen Schlankmachereffekt. In einer Studie, die im *Journal of the American College of Nutrition* veröffentlicht wurde, erhielten die Teilnehmer nach dem Essen entweder eine Dosis Lycium barbarum oder ein Placebo. Die For-scher stellten fest, dass die Teilnehmer in der Goji-Gruppe eine Stunde nach der Einnahme 10 Prozent mehr Kalorien verbrannten als die Teil-nehmer in der Placebo-Gruppe. Die Wirkung hielt bis zu vier Stunden an. Bonus: Die meisten Goji-Tees sind mit Grüntee gemischt, wodurch die Kalorienverbrennung noch weiter angekurbelt wird.

## DER HOCHLEISTUNGS-FETTVERBRENNER

### *Kolanuss*

**BEGRÜNDUNG:** Bereits eine einzige Tasse kurbelt den Stoffwechsel an

Diese Tees, die auf einen höheren Koffeinwert kommen als eine Tasse Kaffee, lassen jede Verschlafenheit am Morgen verschwinden – und schalten Ihren Stoffwechsel auf eine höhere Verbrennungsstufe. In einer in der Zeitschrift *Physiology & Behavior* veröffentlichten Studie wurde sowohl bei schlanken wie bei fettleibigen Probanden nach einer Einzeldosis von 100 Milligramm Koffein eine Zunahme der Stoffwechselrate um 3–4 Prozent gemessen. Sehen Sie sich nach Tees aus dieser koffeinhaltigen Frucht um. Wenn Sie sich das Lesen der Etiketten sparen möchten, greifen Sie einfach nach einer Packung Fast Lane von Celestial Seasonings, einem Tee, der noch 20 Milligramm mehr zu bieten hat als die tägliche Tasse Kaffee mit 110 Milligramm Koffein.

# Kombucha – alles Lug und Trug?

*Warum dieses hausgemachte Teegetränk mehr Probleme verursachen könnte, als es Vorteile bringt.*

Wenn Sie Ernährungstrends verfolgen, haben Sie wahrscheinlich schon viel über Kombucha-Tee gehört. Und Sie fragen sich wahrscheinlich, wie es kommt, dass er in *7 Tage Tea Cleanse* nicht enthalten ist.

Kombucha, auch bekannt als mandschurischer Tee, Kargassok-Tee oder, weniger glamourös, als »Teepilz«, ist ein fermentiertes Getränk aus Tee, Zucker, Bakterien und Hefe. Auch wenn manchmal von Kombuchapilz-Tee gesprochen wird, ist Kombucha kein Pilz – es handelt sich dabei um eine Bakterien- und Hefekolonie. Die Hersteller fügen Zucker und Tee – in der Regel schwarzen Tee – zu der Kolonie hinzu und lassen die Mischung gären. Die dadurch entstehende Flüssigkeit schmeckt sehr ähnlich wie sprudelnder Cidre und enthält Essig, B-Vitamine und eine Reihe chemischer Bestandteile.

Befürworter behaupten, Kombucha könne das Immunsystem anregen (insbesondere durch eine Vermehrung der T-Zellen), Krebs vorbeugen, die Wahrnehmung fördern, bei der Gewichtsabnahme helfen und die Darmgesundheit verbessern. Folglich bewerben die Anhänger Kombucha als Allheilmittel für eine ganze Reihe von Krankheiten und Beschwerden, von so gravierenden wie HIV, MS und Krebs bis zu harmlosen wie Haarausfall, Schlaflosigkeit und Verdauungsstörungen.

Sie wissen, worauf ich hinauswill: Wenn es von einem Produkt heißt, es heile alles, heilt es selten überhaupt irgendetwas. Es gibt tatsächlich keine Studien mit Menschen, die zeigen würden, dass Kombucha die Gesundheit fördert, irgendeiner Krankheit vorbeugt oder im Körper so wirkt, dass es Krebs oder eine andere Erkrankung heilt. Eine kleine Pilotstudie stellte fest, dass Mäuse, die Kombucha tranken, tendenziell länger lebten als ihre Artgenossen, und weitere Kleintierstudien zeigten einige Vorteile. Bedenken Sie jedoch, dass Kombucha aus Schwarztee zubereitet wird. Wahrscheinlich können alle gesundheitlichen Vorteile, die eventuell festgestellt werden, diesem Hauptbestandteil zugeschrieben werden.

Und was ist mit der großen Hefe- und Bakterienkolonie, in deren Genuss Sie kommen? Die Beliebtheit von Kombucha beruht zum Teil auf den Probiotika, die in dem Tee enthalten sind und die denen in Joghurt oder Kefir ähneln. Die meisten im Handel erhältlichen Kombucha-Produkte sind jedoch pasteurisiert, wodurch alle Bakterien, gute wie schlechte, zerstört werden. Nicht pasteurisierte Kombucha-Getränke wurden mit bakteriellen Infektionen, allergischen Reaktionen und Leberschäden in Verbindung gebracht. Schwangere oder stillende Frauen sollten Kombucha mehreren medizinischen Organisationen zufolge nicht trinken.

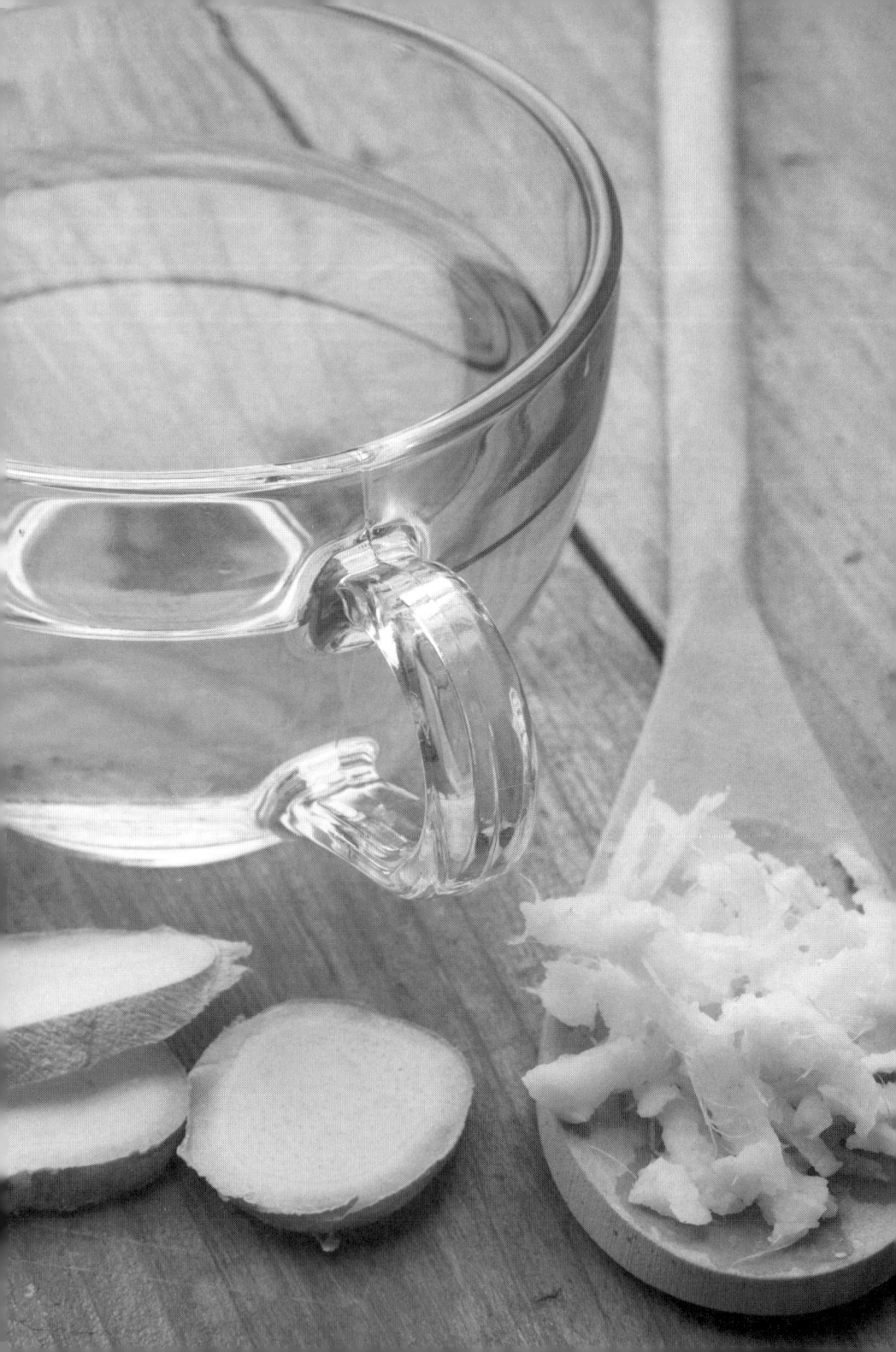

# 6

## Tees für einen flachen Bauch

SCHLUSS MIT VÖLLEGEFÜHL, BLÄHUNGEN UND ENT-
ZÜNDUNGEN – SCHICKEN SIE IHREN KÖRPER AUF EI-
NEN CRASHKURS RICHTUNG SCHLANKHEIT!

Völlegefühl, Blähungen, nagender Hunger, Essgelüste – das alles sind
Anzeichen dafür, dass in Ihrer Körpermitte etwas nicht in Ordnung ist.
Und während die meisten denken, solche Probleme seien einfach nur är-
gerlich und lästig, sind sie tatsächlich mehr: Sie zeigen, dass Ihr Körper
im Fettspeichermodus ist.

Verdauungsprobleme sind ein typisches Anzeichen für ein gestörtes
Gleichgewicht im Darm. Dies kann durch ein Übermaß an schlechter
Ernährung (oder einen Mangel an guten Lebensmitteln, insbesondere
ballaststoffreichen Speisen) verursacht sein, was die schlechten Bakteri-
en nährt und die guten aushungert. Es kann auch durch zu viel Stress
ausgelöst werden, wodurch die Produktion von Magensäure angeregt
wird. In jedem Fall sind ein verstimmter Magen und das damit einhergehende Völlegefühl nicht harmlos. Aufgeblähtsein bedeutet, dass in
Ihrem Verdauungstrakt eine Entzündung vorliegt, und eine Entzündung
führt durch die damit verbundene Belastung für den Organismus, die

den Körper zur Fettspeicherung veranlasst, zu einer Gewichtszunahme. In einer 2013 im *British Journal of Nutrition* veröffentlichten Studie untersuchten die Wissenschaftler übergewichtige Frauen und Männer, die zwölf Wochen lang auf eine kalorienreduzierte Diät gesetzt waren und entweder Placebo oder eine probiotische Nahrungsergänzung erhielten. Am Ende der zwölf Wochen zeigte sich bei den Frauen, die das gesunde Probiotikum erhalten hatten, eine signifikant höhere Gewichtsabnahme als bei den Frauen, die Placebo erhalten hatten. Noch eindrucksvoller war Folgendes: Die Behandlung wurde nun abgebrochen und die Probanden wurden nach zwölf Wochen erneut gewogen. Die Frauen, die ihren Darm wieder ins Gleichgewicht gebracht hatten, nahmen auch nach Studienende weiter ab.

Sie werden nicht nur kontinuierlich abnehmen, sondern auch plötzlich und überraschend. Der American Society for Clinical Nutrition zufolge kann ein gesunder Bazillus, *L. plantarum*, der in pflanzlichen Nahrungsmitteln wie Tee enthalten ist, das Gefühl von Aufgeblähtsein reduzieren. Das bedeutet, dass Sie innerhalb weniger Tage bedeutend schlanker aussehen und sich schlanker fühlen. Um ein Höchstmaß an Vorteilen einzuheimsen, müssen Sie eine Teesorte trinken, die entweder Entzündungen bekämpft, die den Magen aufblähen, oder die Wassereinlagerungen reduziert oder Essgelüste in Schach hält. Diese Getränke sind das Beste, was sie für sich tun können. Jedes davon wird seine Aufgabe erfüllen, und falls Sie ein Lieblingsgetränk darunter finden, bleiben Sie einfach täglich dabei. Oder Sie kaufen eine Auswahl und probieren, welches Ihnen am besten zusagt!

## DER ESSGELÜSTE-VERNICHTER

### Pfefferminztee

**BEGRÜNDUNG:** Wendet Heißhunger ab

Füllen Sie eine große Teetasse mit wohltuendem Pfefferminztee und schnüffeln Sie sich schlank! Während bestimmte Gerüche Hunger auslösen können (was die Lebensmittelindustrie schon längst erkannt hat), können andere den Appetit tatsächlich zügeln. Eine Studie, die in *The Journal of Neurological and Orthopaedic Medicine* veröffentlicht wurde, fand heraus, dass Menschen, die alle zwei Stunden Pfefferminz schnüffelten, in einem Monat durchschnittlich 5 Pfund abnahmen. In einer ähnlichen Studie in der Zeitschrift *Appetite* nahmen die Probanden, die Pfefferminz schnüffelten, in einer Woche 2800 Kalorien weniger zu sich. (In diesem Tempo würden Sie sich in einem Jahr eine Gewichtszunahme von 19 Kilo sparen – nur durch das Schnüffeln und Schlürfen von Pfefferminz und Pfefferminztee!) Um Ihre Essgelüste noch weiter abzuschwächen, können Sie auch überlegen, einige Tropfen Pfefferminzöl auf Ihr Kopfkissen zu geben oder eine Pfefferminz-Duftkerze abzubrennen, um den Raum mit schlank machenden Düften zu erfüllen.

## DER BAUCH-BEFREIER

### Ingwer-Tee

**BEGRÜNDUNG:** Reduziert Magenreizungen

Wenn der flache Bauch, den Sie im Spiegel gesehen haben, bevor Sie ins Bett gesunken sind, über Nacht verschwunden zu sein scheint, kann vielleicht eine Entzündung dafür verantwortlich sein – häufig ausgelöst durch stark gewürztes Essen, Milchprodukte und chemische Zusatzstoffe. Zahlreichen Studien zufolge hemmt Ingwer, der traditionell gegen Magenschmerzen eingesetzt wird, mehrere Gene und Enzyme im Körper, die eine Entzündung mit Völlegefühl fördern. Sollten Sie den Geschmack von Chai-Tee vorziehen (normalerweise mit einer Mischung aus Zimt, Kardamom, Gewürznelke und Ingwer zubereitet), kann dieser ebenfalls seinen Zweck erfüllen – wenn auch vielleicht nicht ganz so wirksam.

## DER ENTZÜNDUNGS-WÄCHTER

### Heidelbeer-Tee

**BEGRÜNDUNG:** Beendet Entzündungen

Der Verzehr von Heidelbeeren kann der Zeitschrift *Molecular Nutrition & Food Research* zufolge dazu beitragen, Entzündungen zu reduzieren, die mit Völlegefühl einhergehen. Für die Studie teilten die Wissenschaftler die Teilnehmer in zwei Gruppen. Eine Gruppe erhielt eine Ernährung, zu der 240 Gramm Heidelbeeren gehörten, während die andere Gruppe eine Kontrollernährung ohne diese Beeren erhielt. Am Ende des Versuchs hatte die Gruppe, die Heidelbeeren gegessen hatte, signifikant weniger Entzündungen als die Teilnehmer der Gruppe, die keine Beeren gegessen hatten. Um auch ohne frische Beeren in den Genuss der Vorteile zu kommen, genießen Sie einige Tassen Heidelbeer-Tee. Ich möchte wetten, dass die Ergebnisse ähnlich sein werden.

## DER FLÜSSIGKEITS-VERTREIBER

### Hibiskus-Tee

**BEGRÜNDUNG:** Aktiviert Ihre Hormone für einen flachen Bauch

An einem Tag passt Ihre Jeans, am nächsten haben Sie das Gefühl, Kate Moss habe sich hereingeschlichen und ihre Hose bei Ihnen in den Schrank gelegt. Nur ruhig Blut: Sie haben nicht zugenommen. Ihr neuer Bauch ist wahrscheinlich das Ergebnis eines zu salzigen Essens oder hormoneller Schwankungen – beides kann den Körper dazu bringen, Natrium und Wasser einzulagern. Zum Glück hat die Wissenschaft eine Lösung dafür parat: Zahlreichen Studien zufolge helfen Flavonoide und weitere Bestandteile in der Hibiskuspflanze, dem Völlegefühl entgegenzuwirken, indem sie die Wirkung von Aldosteron auf den Körper beeinflussen, dem Hormon, das den Wasser- und Elektrolythaushalt reguliert. Genießen Sie eine Tasse Hibiskus-Tee und beobachten Sie, wie Ihr Bauch langsam, aber sicher flacher wird.

## DER BÄUCHLEIN-BERUHIGER

### Fenchel-Tee

**BEGRÜNDUNG:** Reduziert Gasbildung

Einer Studie von 2015 zufolge, die im *Journal of Food Biochemistry* veröffentlicht wurde, hat *Foeniculum vulgare* – besser bekannt als Fenchel – stark entzündungshemmende Eigenschaften. Fans des milden, süßlichen Tees mit dem Lakritzaroma verwenden ihn seit Langem, um Blähungen und andere Magen-Darm-Probleme zu behandeln. Während die U.S. National Institutes of Health zur arzneilichen Wirksamkeit von

Fenchel keine Stellung beziehen, vertritt in Deutschland die Kommission E, ein wissenschaftliches Gremium unabhängiger Experten des Bundesinstituts für Arzneimittel und Medizinprodukte, das sich vor allem mit der Phytotherapie befasst, die Ansicht, dass Fenchel sehr wohl wirksam Flatulenz bekämpfen kann.

## DER BLÄHBAUCH-BEHERRSCHER

### Zitronen-Tee

**BEGRÜNDUNG:** Lässt einen aufgeblähten Bauch schrumpfen

Wenn Sie sich das nächste Mal aufgeblasen wie ein Luftballon fühlen, lassen Sie die Luftblase mit einer heißen Tasse Zitronen-Tee platzen. Was macht diesen Tee so wirksam? In diesem Getränk wird in der Regel der Hauptbestandteil des Zitrusschalenöls nachgewiesen, D-Limonen. Bereits seit Urzeiten wird der Extrakt wegen seiner diuretischen Wirkungen verwendet, bis vor Kurzem lagen jedoch keine wissenschaftlichen Ergebnisse vor, die diese Annahme gestützt hätten. Eine neuere Tierstudie, die im *Journal of the Pharmaceutical Society of Japan* veröffentlicht wurde, bestätigte, dass D-Limonen Wassereinlagerungen bekämpfen kann.

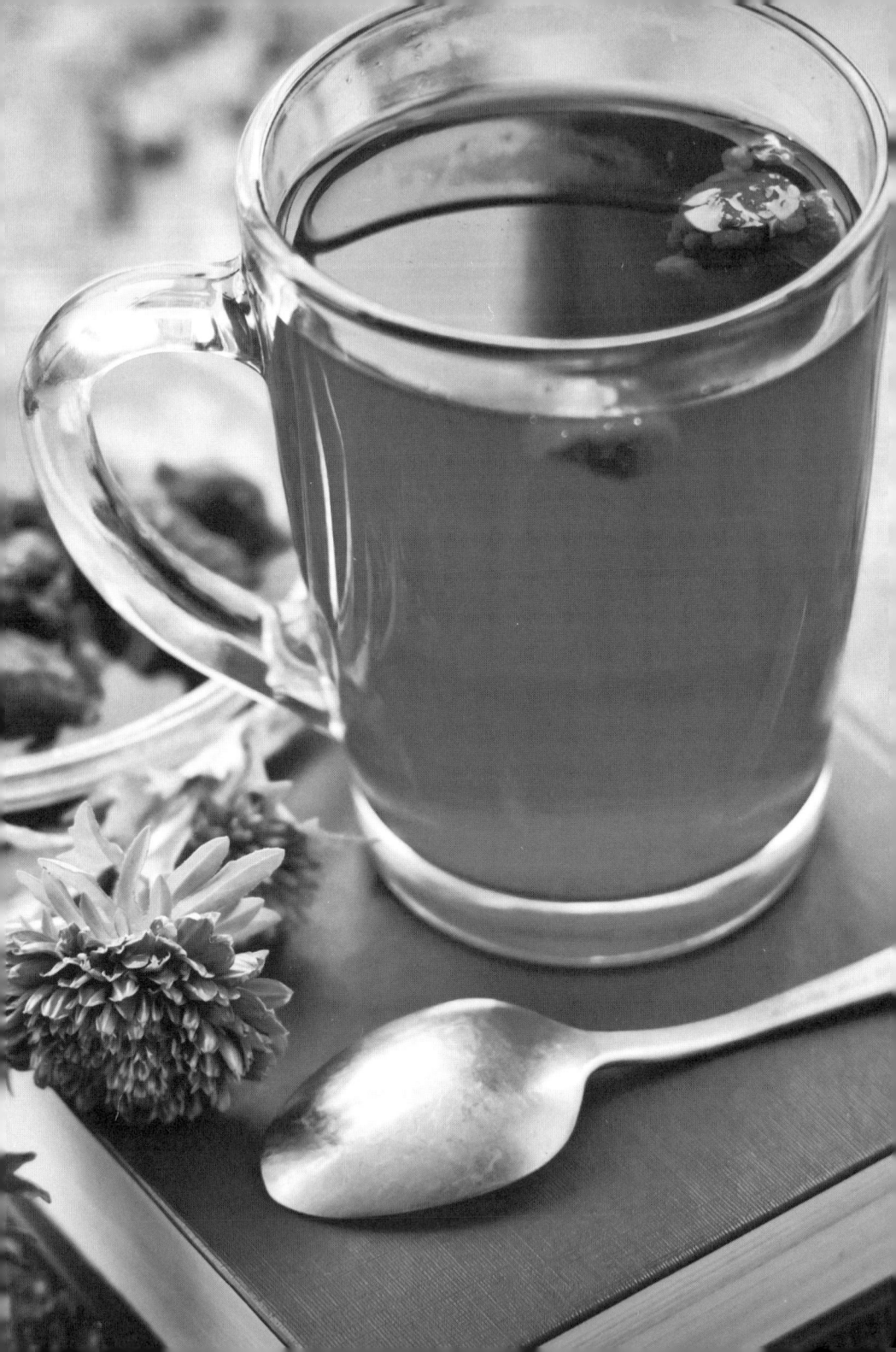

# 7

## Stresskiller-Tees

### WIE DIE RICHTIGEN TEES IHNEN DEN TAG ERLEICHTERN UND NACHTS WIEDER RUHIGEN ERHOLSAMEN SCHLAF BRINGEN

Was würden Sie sagen, wenn ich Ihnen erzählen würde, dass der größte Verursacher Ihrer Gewichtszunahme nicht die zuckerhaltigen Getränke oder zu langes faules Herumsitzen oder die 1800 Kalorien vom letzten ausgiebigen Besuch bei McDonald's sind?

Was, wenn der echte Schuldige etwas Heimtückischeres und Hinterlistigeres wäre, etwas, was man nicht sehen oder schmecken kann und nicht los wird im Leben? Nein, ich spreche nicht von den Kardashians. Ich meine etwas, was noch allgegenwärtiger ist: Stress.

Stress verursacht auf verschiedenen Wegen eine Gewichtszunahme:

**Der Stress-Fresseffekt.** Sie sind ängstlich oder gelangweilt oder besorgt oder müde und brauchen etwas, um Ihre Hände oder Ihren Mund oder das leere Gefühl im Bauch zu beschäftigen, daher greifen Sie automatisch zu einem Keks oder Schokolade oder einem Stück Kuchen oder einer ganzen Tüte Chips. Stress lenkt uns ab, und Essen in abgelenktem

Zustand sorgt für mehr Kalorien, aber nur für wenig – wenn überhaupt – Nährstoffe oder Zufriedenheit.

**Der Fettspeichereffekt.** Wenn Sie unter Stress stehen, sammelt das Hormon Cortisol alle überschüssigen Fette im Blut und speichert sie direkt in Ihrem Bauch. Dann sendet es das Signal: »Hey, ich brauche hier mehr Fett. Iss etwas.« Mehr Stress führt zu mehr Bauchfett, sogar dann, wenn die verzehrte Kalorienzahl gleich bleibt.

**Der Schlaflosigkeitseffekt.** Wenn Sie die ganze Nacht wach im Bett sitzen, weil Sie nicht aufhören können, über Ihre Kreditauskunft oder die Schulzeugnisse Ihres Kindes zu grübeln, starten Sie am Morgen, was Ihre Ernährung betrifft, in einen miserablen Tag. Eine Studie in *The American Journal of Clinical Nutrition* fand heraus, dass Menschen, die zu wenig Schlaf bekommen, beim Essen eher eine schlechte Wahl treffen, spätabends noch essen und kalorienreiche Snacks zu sich nehmen. Eine zweite Studie stellte fest, dass Menschen, die unter Schlaflosigkeit leiden, eher zu kalorienreichen Lebensmitteln greifen.

Daher ist das Teetrinken zur Stressbekämpfung ein wichtiger Teil des *7 Tage Tea Cleanse*. Die folgenden Tees können helfen, Ihre Seele zu trösten, Ihnen Ruhe und Konzentration zu bringen und Ihre Schlafqualität zu verbessern, selbst an Abenden, an denen Einkommen und Ausgaben gefährlich auseinanderklaffen. Wählen Sie einen Tee unter den unten aufgeführten oder kaufen Sie eine Auswahl, um jeden Abend einen anderen zu trinken!

## DER SCHLAF-VERBESSERER

# Baldrian-Tee

**BEGRÜNDUNG:** Bringt tieferen Schlaf

Baldrian ist ein Heilkraut, das seit Langem als leichtes Sedativum geschätzt wird. Nun weisen Forschungsergebnisse nach, was Tee-Liebhaber seit Jahrhunderten wissen. In einer Studie mit Frauen verabreichten die Wissenschaftler der Hälfte der Probandinnen einen Baldrianextrakt und der anderen Hälfte ein Placebo. Dreißig Prozent der Frauen, die Baldrian erhielten, berichteten über eine verbesserte Schlafqualität gegenüber nur vier Prozent in der Kontrollgruppe. In einer Studie, die im *European Journal of Medical Research* veröffentlicht wurde, verabreichten die Prüfer 202 unter Schlaflosigkeit leidenden Probanden Baldrian oder ein valiumähnliches Beruhigungsmittel. Nach sechs Wochen waren beide Behandlungen gleich wirksam. In anderen Studien hat sich gezeigt, dass Baldrianwurzel die Wirksamkeit von Schlafmitteln verstärkt. Zwar müssen die Wissenschaftler erst noch herausfinden, welcher Wirkstoff dafür verantwortlich ist, sie vermuten jedoch, dass Rezeptoren im Gehirn durch die Verwendung von Baldrian dazu angeregt werden, in den »Schlafmodus« zu schalten.

# DER BLUES-BEKÄMPFER

## *Kamillen-Lavendel-Tee*

**BEGRÜNDUNG:** Reduziert Müdigkeit und Depression

Eine amüsante Tatsache über Kamille: Während Kamillentee der beliebteste Schlaftee ist, gibt es tatsächlich keinerlei Nachweise dafür, dass er die Schlafdauer oder -qualität verbessern würde. Stattdessen gibt es viele Nachweise dafür, dass er etwas noch Mysteriöseres vollbringt: Er reduziert den Stress, der mit Schlaflosigkeit einhergeht. Eine deutsche Studie stellte fest, dass Kamillentee die körperlichen Symptome in Zusammenhang mit Schlafmangel signifikant verbesserte und sogar dazu beitrug, die Schwere der Depression bei Menschen mit chronischem Schlafmangel zu reduzieren. Eine andere Studie stellte fest, dass er die Tageswachheit bei Menschen verbesserte, die unter Schlafmangel litten. Zur Optimierung dieser Wirkungen kaufen Sie eine Kamille-Lavendel-Mischung. In einer Studie bei Frauen, die gerade entbunden hatten, zeigte sich bei denen, die zwei Wochen lang Lavendeltee tranken, eine Besserung der postnatalen Depression und weniger Müdigkeit. Diese Frauen berichteten auch, dass sie eine bessere Bindung zu ihrem Säugling aufbauen konnten.

## DER VERTREIBER VON SCHLAFLOSIGKEIT

# Melisse

**BEGRÜNDUNG:** Reduziert Schlafstörungen

Eine europäische Studie stellte fest, dass Melisse als natürliches Sedativum wirkt. Die Forscher berichteten, sie hätten bei den Probanden, die Melisse erhielten, weniger Schlafstörungen beobachtet als bei den Probanden, die Placebo erhielten.

## DER NERVENBERUHIGER

# Hopfen

**BEGRÜNDUNG:** Reduziert innere Unruhe und Angst

Hopfen, ein Bestandteil im Bier, ist eine sedierende Pflanze, deren pharmakologische Wirksamkeit in erster Linie auf den Bitterstoffen in den Blättern beruht. Hopfen steigert die Aktivität des Neurotransmitters Gamma-Aminobuttersäure oder GABA. Dieser Neurotransmitter beruhigt das Zentralnervensystem. Spanische Wissenschaftler berichteten 2012 in einem Zeitungsartikel, dass die sedierende Aktivität des Hopfens den Nachtschlaf fördert.

## DER STRESSHORMON-UNTERDRÜCKER

## *Rooibos*

**BEGRÜNDUNG:** Senkt den Cortisolspiegel

Das einmalige Flavonoid Aspalathin macht den Rooibos-Tee so besonders beruhigend für Ihr Nervensystem. Forschungen zeigen, dass diese Substanz die Stresshormone reduzieren kann, die Hunger und Fettspeicherung auslösen und mit Hypertonie, metabolischem Syndrom, kardiovaskulären Erkrankungen, Insulinresistenz und Typ-II-Diabetes in Verbindung stehen.

## *DER ANGST-STOPPER*

## *Passionsblume*

**BEGRÜNDUNG:** Wirkt schlaffördernd und hilft gegen innere Unruhe und Angst

Die Passionsblume enthält das Bioflavonoid Chrysin, das wunderbar angstlösend wirkt und teilweise ähnlich wirken kann wie das Arzneimittel Xanax (Alprazolam). Als leichtes Sedativum ergibt diese besondere Passionsblumenart einen Tee mit pflanzlichem Geschmack, der Nervosität und Angst lindert und Ihnen in den Nachtschlaf hilft. Er gilt als ungefährlich, Schwangere sollten ihn jedoch vermeiden.

## DER VERÄNDERER DER LEBENSPERSPEKTIVE
### *Ashwagandha*

**BEGRÜNDUNG:** Verleiht Ihnen eine positivere Sichtweise auf das Leben

Eine Studie im *Indian Journal of Psychological Medicine* stellte fest, dass ein »Extrakt der Ashwagandha-Wurzel sicher und wirksam die individuelle Stresstoleranz verbessert und dadurch die Selbsteinschätzung der Lebensqualität«. In einer anderen Studie waren die Cortisol-Blutspiegel in einer Gruppe von Probanden, die Ashwagandha-Tee tranken, gegenüber denen in der Placebogruppe deutlich vermindert. Die Pflanze wird in der ayurvedischen Medizin traditionell für die Behandlung von nervöser Erschöpfung, Schlaflosigkeit und Gedächtnisstörungen eingesetzt.

## DER GEMÜTSBERUHIGER
### *Kava-Kava*

**BEGRÜNDUNG:** Unterdrückt sorgenvolle Gedanken

Einfach nur sedieren ist eine Sache. Im Gegensatz zu anderen untersuchten Tees reduziert Kava-Kava jedoch tatsächlich den Angstpegel, indem er Ihnen zu einer gesünderen Sicht auf Ihr Leben verhilft. In einer Studie erhielten Patienten mit stressbedingter Schlaflosigkeit sechs Wochen lang täglich 120 Milligramm Kava-Kava. Die Ergebnisse wiesen auf eine statistisch signifikante Verbesserung der Einschlafzeit, Schlafdauer und Stimmung beim Aufwachen hin. Eine 2010 in Melbourne durchgeführte Studie beurteilte die Wirksamkeit als so eindrucksvoll, dass das

Projekt Kava Anxiety-Lowering Medication (KALM) ins Leben gerufen wurde, um seine weitere Verwendung voranzutreiben. Anmerkung: In sehr hohen Konzentrationen kann Kava-Kava lebertoxisch wirken; es sollte nur als Teil einer ausgewogenen Entschlackung mit Tee eingesetzt werden.

# Alle Sorgen aufgelöst – im Tee!

*»Machen Sie die Ernährung zu Ihrer Medizin«*
*Hippokrates*

Essen ist Medizin, und für Trinken gilt dies vielleicht in noch höherem Maß. Wenn Sie einen Kessel Wasser aufkochen, dann praktizieren Sie Medizin. Neben den gewichtsreduzierenden und gesundheitsfördernden Eigenschaften, über die Sie auf den folgenden Seiten lesen werden, haben einige Tees noch andere magische Eigenschaften, die alles vollbringen können, angefangen von der Fokussierung Ihres Verstandes bis zur Auflösung Ihrer Angst. Nachfolgend der passende Tee, den Sie trinken sollten.

*Wenn Sie gestresst sind:*

**PFEFFERMINZ-TEE**

Forscher in Cincinnati stellten fest, dass ein Hauch von Pfefferminz ausreicht, um die Konzentration und Leistungsfähigkeit von Probanden bei schwierigen Aufgaben zu verbessern. Ein Professor in West Virginia behauptete, er verwende dieses Zauberkraut zur Leistungs- und Konzentrationsverbesserung bei Sportlern. In einer anderen Studie wurde festgestellt, dass Autofahrer durch Pfefferminz wacher und weniger ängstlich werden.

*Wenn Sie zu viel getrunken haben:*

**GRÜNER TEE**

Eine in der Zeitschrift *Biological Chemistry* veröffentlichte Studie zeigte, dass grüner Tee die Leber vor oxidativem Stress durch Alkohol schützte.

*Wenn alle in Ihrer Umgebung krank sind:*

**GINSENG-TEE, heiß oder mit Eis**

In einer kanadischen Studie hatten Probanden, die täglich 400 Milligramm Ginseng einnahmen, 25 Prozent weniger Erkältungen als die Probanden unter Placebo. Ginseng hilft, eindringende Viren abzutöten, indem es die körpereigene Produktion von Schlüsselzellen des Immunsystems erhöht.

*Wenn Sie die ersten Anzeichen eines Schnupfen bemerken:*

**GRÜNER TEE**

Es hat sich gezeigt, dass EGCG, ein wirksamer chemischer Bestandteil im Grüntee, Adenoviren (Erreger, die für Erkältungen verantwortlich sind) an ihrer Vermehrung hindert. Versorgen Sie von den ersten Anzeichen einer Erkältung an Ihren Körper reichlich mit Grüntee. So sollten Sie schlimmere Symptome fernhalten können. Die beste Sorte? Greifen Sie zu Tetley; diese Marke war in den Studien am wirksamsten.

*Wenn eine Erkältung Sie fest im Griff hat:*

**ROOIBOS-TEE mit Honig**

Vorstudien haben gezeigt, dass Rooibos, ein roter Tee aus Südafrika, Ihr Immunsystem ebenso schnell ankurbeln kann wie Grüntee. Durch sein kräftigeres Aroma dringt Rooibos sogar durch die gedämpften Sinneswahrnehmungen, die mit einer verstopften Nase einhergehen. Um die Symptome in Schach zu halten, geben Sie etwas Honig in den Tee: Wissenschaftler der Penn State University entdeckten, dass Honig ein wirksamer Hustenblocker ist. In einer Studie bekamen 105 kranke Kinder von ihren Eltern entweder Honig oder Dextromethorphan (den

Wirkstoff in frei verkäuflichen Hustenmedikamenten wie Robitussin). Honig verringerte die Häufigkeit und Schwere des Hustens besser.

*Wenn das Sushi dubios aussieht:*

## JEDER TEE

Machen Sie sich Sorgen wegen der vielen beunruhigenden Nachrichten über Schadstoffe in Meeresfrüchten? Forscher der Purdue University stellten fest, dass die Aufnahme jeglicher Schadstoffe aus Thunfisch verhindert werden kann, wenn Sie Tee zum Essen trinken. (Wenn Sie sich Sorgen über Giftstoffe wie Quecksilber machen, sollten Sie genau wissen, welchen Thunfisch Sie essen: Heller Thunfisch enthält weniger Quecksilber als Weißer Thunfisch). Zu weiteren Meeresfrüchten mit niedrigem Quecksilbergehalt zählen Shrimps, Wildlachs, Seelachs und Wels. Meiden Sie stärker belasteten Fisch wie Atlantiklachs, Schwertfisch, Hai, Königsmakrele, Speerfisch und Torpedobarsch.

*Wenn Sie ein strenges Sportprogramm absolviert haben:*

## GRÜNER TEE

Brasilianische Wissenschaftler stellten fest, dass Studienteilnehmer, die eine Woche lang täglich drei Tassen Grüntee tranken, weniger Marker für Zellschäden aufwiesen, die durch Widerstandtraining hervorgerufen werden. Grüntee kann also helfen, sich nach intensivem Sport schneller zu erholen.

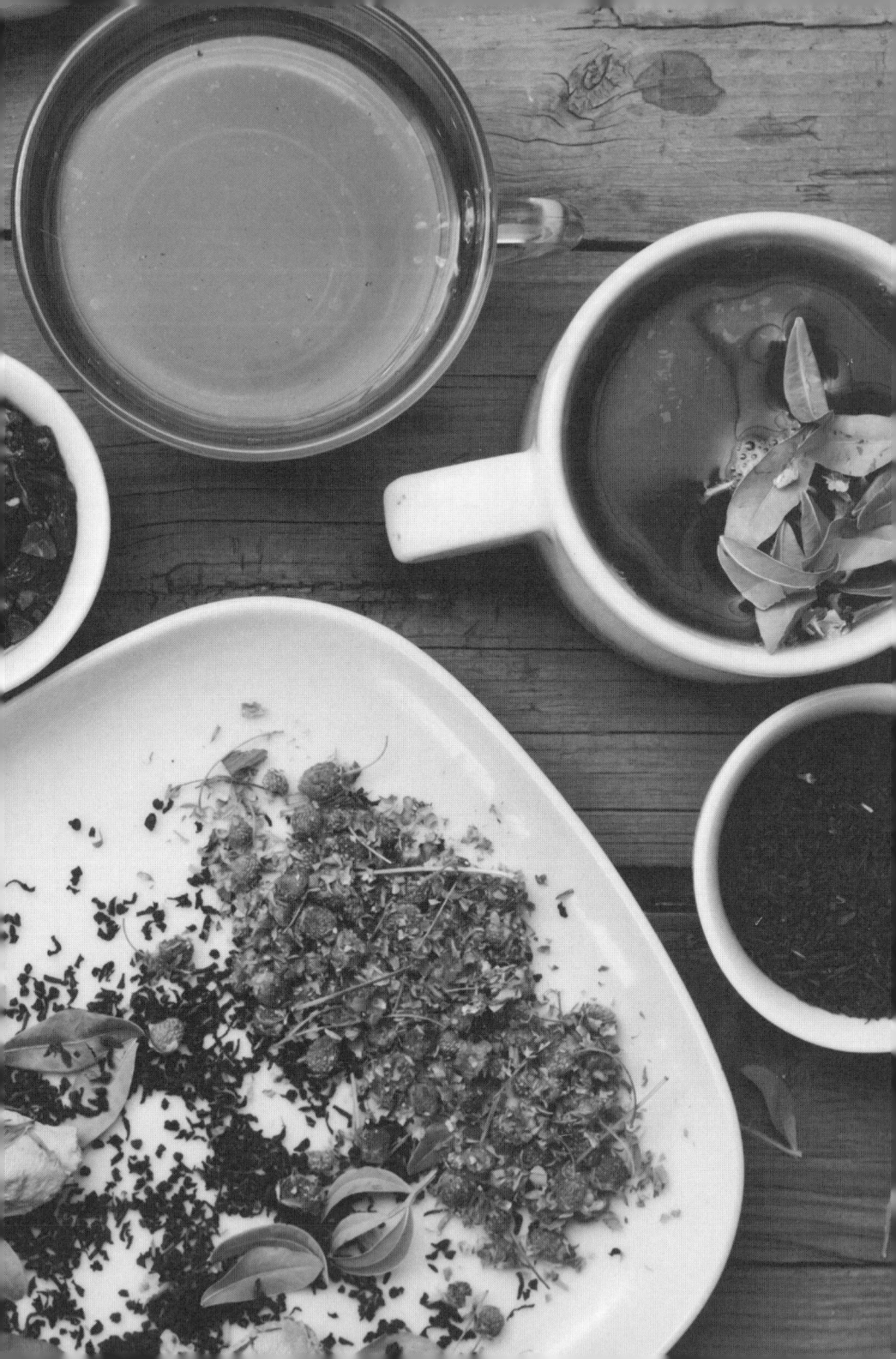

# 8

# Der Ernährungsplan im Rahmen des »7 Tage Tea Cleanse«

## WIE SIE LECKERES ESSEN MIT IHREN TEES KOMBINIEREN, SO DASS FETT SCHNELL ABGEBAUT WIRD

Beim 7 Tage Tea Cleanse werden Sie höchstwahrscheinlich innerhalb von 72 Stunden signifikante Ergebnisse feststellen. Menschen, die das Programm ausprobiert haben, berichten, dass sie innerhalb von nur einer Woche bis zu 7,5 Zentimeter Taillenumfang verloren haben.

Der 7 Tage Tea Cleanse ist ein Schema für perfekte Ernährung, wenn auch sehr intensiv, so dass ich Ihnen nicht empfehle, das Programm routinemäßig länger als sieben Tage durchzuführen. In der kommenden Woche werden Sie aber auch einige erstaunliche Dinge über Ihren Körper erfahren und wie einfach und schnell Sie ihm beibringen können, automatisch unerwünschtes Fett loszuwerden. Sie können diesen Sieben-Tage-Plan jederzeit wiederholen, wenn ein wichtiges Ereignis bevorsteht, vergleichbar mit der intensiven Büffelphase eine

Woche vor den Mathe-Abschlussprüfungen. Der Plan sieht folgendermaßen aus:

## *Tees*

Während der Entschlackung genießen Sie fünfmal täglich eine Tasse Tee. Jede ist sorgfältig ausgewählt, um Ihrem Körper zur jeweiligen Tageszeit optimal zu nutzen.

- Ein oder zwei Tees, die den Stoffwechsel ankurbeln, um die Fettburner auf Touren zu bringen
- Einen Tee für einen flachen Bauch, um Entzündungen zu bekämpfen und Völlegefühl zu reduzieren
- Zwei Tees zur Gewichtsabnahme (jeweils vor dem Mittag- bzw. Abendessen), um die Fettzellen schrumpfen zu lassen, eine Gewichtszunahme zu verhindern und das Hungergefühl zu reduzieren
- Einen Antistress-Tee, um innere Unruhe und Angst zu reduzieren, die Konzentration zu verbessern und für besseren Schlaf zu sorgen

**WARUM DAS FUNKTIONIERT:** Ausgewogene Ernährung bedeutet genau das: Sie finden das Gleichgewicht zwischen allen Nährstoffen, die Ihr Körper am Tag braucht. Da jeder Tee besondere Eigenschaften aufweist, habe ich die vier entscheidenden Teearten so aufeinander abgestimmt, dass Ihr Körper Tag für Tag alles bekommt, was er braucht.

## Die Mahlzeiten

Mittags gibt es einen *Tea Cleanse*-Smoothie, abends eine leckere *Tea Cleanse*-Mahlzeit ohne Dessert. (Hey, es ist nur für eine Woche! Weiter unten werde ich das Dessert-Embargo näher erläutern).

**WARUM DAS FUNKTIONIERT:** Der Kalorienbedarf einer Frau, die nicht schwer körperlich arbeitet, liegt zwischen 1700 und 2200 Kalorien pro Tag, bei Männern liegt der Bedarf etwas höher, zwischen 2500 und 3000 Kalorien. Diese Entschlackungskur reduziert Ihre tägliche Kalorienaufnahme auf etwa 1000 Kalorien. Alleine schon dieses Kaloriendefizit lässt eine Frau im Durchschnitt fast zwei Kilo in zehn Tagen abnehmen – und einen Mann durchschnittlich noch etwas mehr. Dabei ist jedoch der Einfluss auf den Stoffwechsel noch ebenso wenig berücksichtigt wie die Reduzierung des Völlegefühls oder die Art und Weise, wie Tees die Fettzellen am Wachsen hindern. Neuesten Forschungsergebnissen zufolge können Sie innerhalb von sieben Tagen bis zu sechseinhalb Kilo abnehmen!

## Tee-Smoothies

Sie können sich jeden Tag auf einen kühlen, cremigen und köstlichen Tee-Smoothie zur Mittagszeit freuen. Genau wie die Smoothies, die Sie in der Fußgängerzone kaufen können, sind diese Mischgetränke lecker, süß und wohltuend. Im Gegensatz zu den herkömmlichen Produkten aus dem Laden haben diese Smoothies jedoch eine völlig andere Wirkung: Sie lassen Ihren Körper Fett verlieren, anstatt ihn dazu zu bringen, durch ihren geradezu unanständig hohen Zuckerzusatz Fett anzusammeln.

**WARUM ES FUNKTIONIERT:** *Tea Cleanse*-Smoothies liefern Ihrem Körper in einem sehr kalorienarmen Getränk sorgfältig ausgewogen alle nötigen Nährstoffe. Der zugesetzte Grüntee sorgt dafür, dass Ihr Stoffwechsel auf Touren bleibt.

## Entschlackendes Essen

Sagen Sie Ihren Freunden, dass Sie sich für diese Woche vom wöchentlichen Abendessen in Ihrem Stammlokal abmelden. Damit die Entschlackung auch wirklich funktioniert, müssen Sie sich die nächsten sieben Tage Ihr Abendessen selbst zubereiten. Die Abendessen im Rahmen der Entschlackung mit Tee haben alle weniger als 500 Kalorien und bestehen aus Eiweiß und Gemüse, gesunden Fetten und einer begrenzten Menge an Getreide und Obst. Das ist schon ziemlich rigoros, aber, wie bereits gesagt, nur vorübergehend.

**WARUM ES FUNKTIONIERT:** Im Schlaf nimmt der Stoffwechsel um bis zu 35 Prozent ab. Das bedeutet, dass alle zusätzlichen Kohlenhydrate, die zur Bettgehzeit in Ihrem Organismus vorhanden sind, mit höherer Wahrscheinlichkeit in Glukose umgewandelt und anschließend als Fett gespeichert werden. Getreide und Obst sind die beiden Hauptquellen für Kohlenhydrate in der »westlichen« Ernährung.

## Alkohol

Nicht mehr als ein alkoholisches Getränk jeden zweiten Tag, vorzugsweise Wein.

**WARUM ES FUNKTIONIERT:** Zuerst einmal enthält Alkohol viele Kalorien, den Alkoholkonsum zu beschneiden ist daher eine der schnellsten Möglichkeiten, leere Kalorien loszuwerden. Alkohol wirkt sich aber auch besonders schlecht auf das Gewicht aus, weil er ein Giftstoff ist. Wenn Sie ein Bier oder ein Glas Wein trinken, macht Ihr Körper mobil, um die darin enthaltenen Kalorien so schnell wie möglich zu verbrennen – dabei lässt er alle anderen Kalorien außer Acht, die Sie vielleicht zusammen mit dem Alkohol zu sich genommen haben. Ob also Wein und Käse oder Bier und Chicken Wings, das Getränk wird verstoffwechselt, während der Körper einen größeren Prozentsatz des zeitgleich verzehrten Essens in die Fettzellen abschiebt.

## *Das Morgenritual*

Sie beginnen jeden Tag mit einem 10–30-minütigen Spaziergang, um Ihren Stoffwechsel in Schwung zu bringen.

**WARUM DAS FUNKTIONIERT:** Immer mehr Studien zeigen, dass »nüchterne« körperliche Betätigung – also Sport vor der ersten Mahlzeit am Tag – ein wirksamerer Fettburner ist als Sport irgendwann später am Tag. Entscheidend ist, ein leichtes Training zu absolvieren, bevor Sie irgendetwas essen – also vorher auch keinen Latte und kein Smoothie. Das Einzige, was vor der Bewegung erlaubt ist, ist ein Stoffwechseltee, der die Effekte des Trainings noch steigert. Der Grund: Sobald Sie etwas essen, erhält Ihr Körper einen Glykogen-Schub – die Energie, die Sie tagsüber am Laufen hält. Wenn Sie anschließend Sport treiben, müssen Sie erst dieses Glykogen verbrennen, bevor die Fettreserven abgebaut werden. Wenn Sie jedoch spazieren gehen, bevor Sie etwas essen, werden hauptsächlich Fettreserven verbrannt. Eine Studie der Northumbria University stellte fest, dass der Mensch bis zu 20 Prozent mehr Körperfett verbrennt, wenn er morgens auf leeren Magen Sport treibt.

## *Dessert*

Keines (zumindest für die nächsten sieben Tage).

**WARUM DAS FUNKTIONIERT:** Wenn Sie nach 19 Uhr nichts mehr essen, schaffen Sie die Voraussetzungen dafür, dass Ihr Körper am nächsten Morgen als Erstes mit der Fettverbrennung beginnt. Nicht nur Kalorien – sondern auch Fett. Und die erste Tasse am Morgen – ein Stoffwechseltee, der Ihr körperinneres Verbrennungssystem auf Touren bringt – wird die Wirkungen des einfachen Fastens verdoppeln. Bei jedem Schritt, bei jeder Bewegung werden Sie Fett verbrennen.

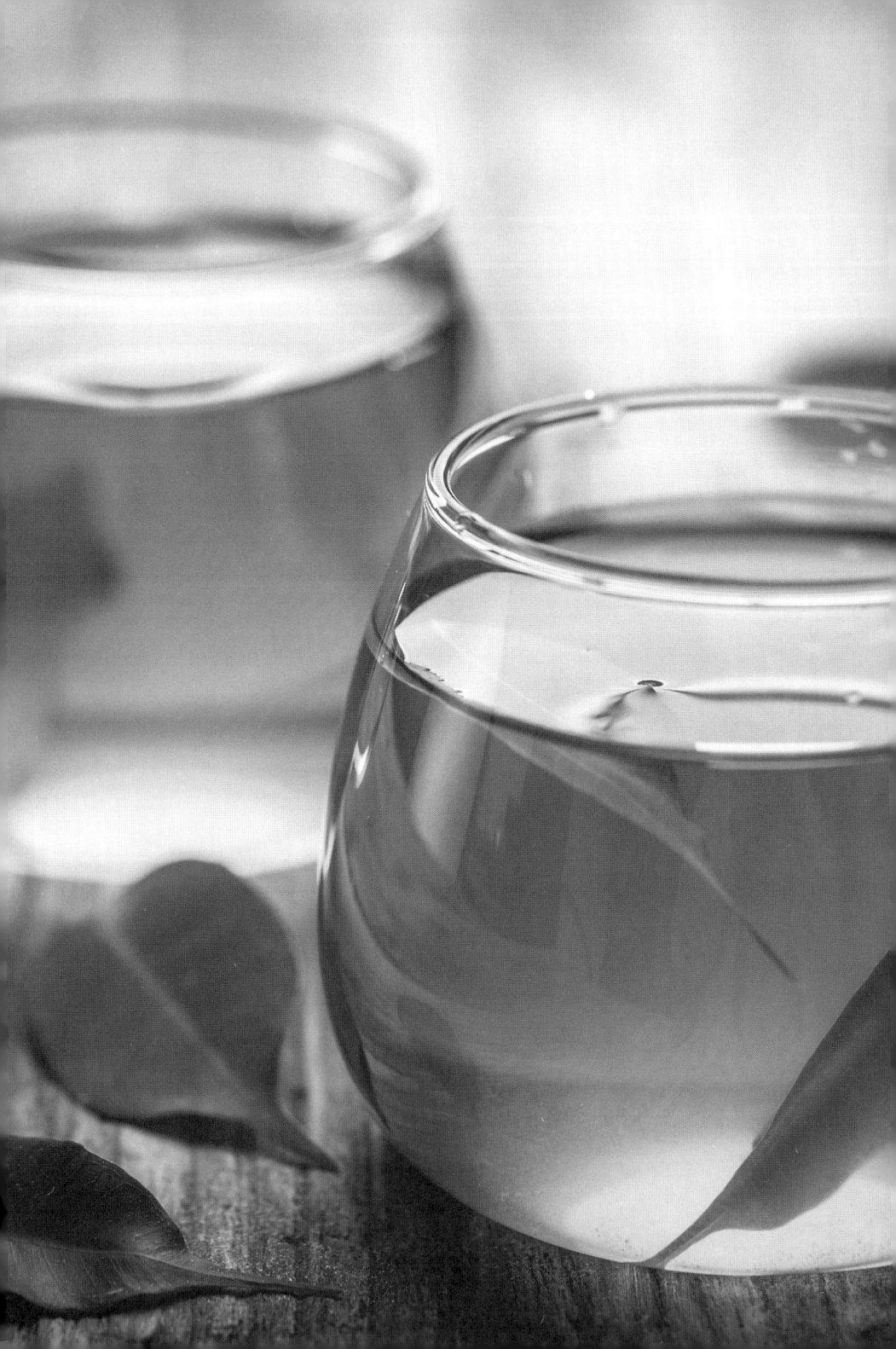

# 9

## Häufig gestellte Fragen

### (FAQ)

**1** *Was ist, wenn ich nicht so viel Tee getrunken habe, wie in der Anleitung für die Entschlackung angegeben? Muss ich dann am nächsten Tag entsprechend mehr trinken?*

Nein. Der 7 *Tage Tea Cleanse* ist so konzipiert, dass jeder einzelne Tag optimal geplant ist, so dass eine 24-stündige Periode zu einem perfekten Tag im Interesse einer Gewichtsabnahme wird. Es ist jedoch nicht realistisch, jeden Tag Perfektion zu erreichen. Versuchen Sie, die Prinzipien der *Tea Cleanse* möglichst gut einzuhalten und seien Sie nicht zu hart zu sich selbst, wenn Sie ein paar Schritte auslassen. Morgen ist auch noch ein Tag!

**2** *Der Tag heute war besonders stressig und ich konnte den letzten paar Keksen in der Dose einfach nicht widerstehen! Was mache ich jetzt?*

Halten Sie sich mit Gedanken über Ihren Exzess nicht lange auf. Jedem passiert einmal ein Ausrutscher. Wenn Sie das nächste Mal eine Fressattacke haben, greifen Sie jedoch besser zu einem Tee, der die Gelüste auf Naschereien stoppt: Pfefferminztee, grüner Tee und schwarzer Tee eignen sich alle, wenn auch aus verschiedenen Gründen.

3 *Wie lange ist mein Tee haltbar, wenn er einmal offen ist?*

Bei grünem Tee, der unter normalen Bedingungen zu Hause vorrätig gehalten wird, nimmt die Konzentration des wichtigsten Catechins, Epigallocatechingallat, innerhalb von sechs Monaten um 28 Prozent ab, die Konzentration des zweitwichtigsten Tee-Catechins sogar um 51 Prozent. Es ist daher am besten, grünen Tee so frisch wie möglich zu trinken, um in den Genuss der sensorischen und potenziellen gesundheitlichen Vorteile dieser Phytochemikalien (sekundären Pflanzenstoffe) zu kommen. Durch die Aufbewahrung in dicht verschlossenen Behältern, vor Wärme und Licht geschützt, kann die Haltbarkeit verlängert werden.

Während bei vielen Teesorten Frische am besten ist, trifft dies nicht auf alle zu. Bei einigen Pu-Erh-Tees aus China wird der Geschmack wie bei einem edlen Wein durch die Lagerung besser. Abbau und Oxidation von Catechinen während der Lagerung von Pu-Erh-Tees führen tatsächlich zur Bildung neuer Phytochemikalien, die von Teetrinkern wegen ihres vollen erdigen Geschmacks und ihrer probiotischen gesundheitlichen Eigenschaften inzwischen hoch geschätzt werden.

4 *Was ist besser, Teebeutel oder loser Tee? Das Geld ist knapp und lose Tees sind ziemlich teuer.*

Ein Bericht von ConsumerLab.com, einer unabhängigen Website, die Gesundheitsprodukte testet, stellte fest, dass grüner Tee, der mit losen Teeblättern zubereitet wurde, die vielleicht beste und wirksamste Quelle für Antioxidantien wie EGCG war, während einfache Teebeutel von Lipton und Bigelow die kostengünstigste Quelle waren. Eine Einzelportion

Häufig gestellte Fragen (FAQ)

Teavana's Gyokuro Grüntee, etwa 1 Teelöffel, enthielt eine hohe Menge an Antioxidantien, diese ergab ca. 250 Milligram Catechine, davon war ein Drittel EGCG. Ein einzelner Teebeutel Grüntee von Lipton und Bigelow enthielt etwas geringere Mengen an Antioxidantien als der grüne Tee von Teavana. Die von Teavana empfohlene Portionsgröße war jedoch groß und der Tee deutlich teurer, wodurch höhere Kosten pro Portion zustande kamen.

Kein deutlicher Unterschied bestand zwischen dem Gehalt an Folsäure bei Tees, die aus Teebeuteln oder losem Tee zubereitet worden waren. Teebeutel können jedoch die Extraktion der Folsäure hemmen.

Während loser Tee also am besten ist, ist er auch teurer und weniger praktisch. Sparen Sie ihn für besondere Momente auf und seien Sie versichert, dass Ihre üblichen Teebeutel mehr als genug dafür tun, Ihre Gewichtsabnahme auf Touren zu bringen.

**5** *Ich habe wirklich nicht die Zeit, bei der Teezubereitung die Wassertemperatur zu messen. Wie sehr beeinflusst die Temperatur den Geschmack und die Wirksamkeit?*

Verwenden Sie einfach heißes Wasser – verstricken Sie sich nicht zu sehr in die exakte Temperatur. Wenn Sie den Kessel mit kochendem Wasser vom Herd nehmen und 30–60 Sekunden stehen lassen, bevor Sie den Tee aufbrühen, sollte die Wassertemperatur perfekt sein. Aber sogar kaltes Wasser funktioniert zur Not, auch wenn Sie den Tee dann länger werden ziehen lassen müssen.

**6** *Ich habe gehört, dass bei den meisten Teebeuteln Giftstoffe und aggressive Bleichmittel verwendet werden, damit sie schön weiß werden. Stimmt das? Ist das gefährlich?*

91

Teebeutel werden aus Papier gefertigt, das aus Holz und pflanzlichen Fasern besteht. Oftmals wird dieses Papier aus optischen Gründen gebleicht und die Teeblätter und Kräuter werden anschließend darin verschlossen, wobei thermoplastisches Material zum Einsatz kommt. Es gibt eine Reihe Tees, die damit werben, frei von Dioxin, Bleichmitteln und Epichlorhydrin zu sein. Bei meinen ausgedehnten Nachforschungen konnte ich jedoch keine harten Fakten oder offiziellen Stellungnahmen finden, die belegen, dass irgendwelche Nachteile von Standardteebeuteln bekannt wären. Die meisten Quellen der Negativinformation waren nicht allzu seriös.

**7** *Ich weiß, dass Tee Oxalat enthält, das in einigen Berichten als in hohen Dosen schädlich bezeichnet wird. Wie viel Oxalat nehme ich bei dieser Entschlackung auf?*

Oxalat erhielt im Frühjahr 2015 große Aufmerksamkeit, als ein Mann erkrankte, nachdem er gewaltige Mengen Tee getrunken hatte, was zu einer Oxalataufnahme von 1500 Milligramm pro Tag geführt hatte (er trank täglich 16 große Eistees!). Die Academy of Nutrition and Dietetics rät, nicht mehr als 40–50 Milligramm Oxalat pro Tag aufzunehmen.

Aber selbst diese Menge erreicht man nur schwer. Die Oxalatmenge, die Sie mit einer Tasse Tee aufnehmen, hängt von der Teemenge im Beutel und der Ziehzeit ab. Nur schwarzer Tee hat signifikante Oxalatkonzentrationen – und selbst dann müssen Sie sehr viel davon trinken, um gefährlichen Konzentrationen auch nur nahezukommen. In einer normalen Tasse Tee finden Sie folgende Oxalatmenge:

- Schwarzer Tee: 1,36–12,6 mg/Tasse
- Grüner Tee: 0,23–4,36 mg/Tasse
- Weißer Tee: 0,40–3,6 mg/Tasse
- Oolong-Tee: 0,23–6 mg/Tasse

- Kräutertee: In der Regel liegen die Oxalatkonzentrationen in Kräutertees unter der Nachweisgrenze. Bei den meisten beträgt die Konzentration maximal etwa 0,6 Milligramm pro Tasse
- Rooibos: Nicht nachweisbare Mengen

Wenn Sie während dieser Entschlackung etwa sechs Tassen Tee pro Tag trinken (einschließlich der Smoothies), weist nur eine Tasse – Ihr täglicher schwarzer Tee – signifikante Konzentrationen auf. Folglich liegt die durchschnittliche tägliche Oxalatmenge bei dieser Entschlackung bei etwa 13,25 Milligramm pro Tag. Sie müssten wahrscheinlich viermal so viel Tee trinken, um überhaupt die Menge zu erreichen, die als empfohlene Obergrenze gilt! Um auf der sicheren Seite zu sein, sollten Sie jedoch darauf achten, nur einmal am Tag schwarzen Tee zu trinken.

*8 Wie bewahre ich meine Tees am besten auf? Und wie lange sind sie ungeöffnet noch wirklich gut?*

EGCG, der wirksame Bestandteil in grünem Tee, ist unter Sonnenlicht höchst instabil. Bewahren Sie Tee an einem dunklen und trockenen Platz auf. Wird Tee dicht verschlossen vor Wärme und Licht geschützt gelagert, hilft dies, seine Haltbarkeit zu verlängern. Wenn Sie Tee für Eistee aufbrühen, hält er sich im Kühlschrank etwa vier Tage.

Die langfristige Stabilität von Grüntee-Catechinen wie EGCG in Dosen- und Flaschengetränken ist bisher nicht bekannt. Was wir wissen ist, dass gekaufte Fertigtees in der Regel beim Abfüllprozess 20 Prozent des EGCG-/Catechingehalts einbüßen. Wenn Sie unbedingt in Flaschen abgefüllten Tee kaufen möchten, wählen Sie Sorten, denen eine Säure wie Zitronensaft oder Zitronensäure zugesetzt ist, da diese gewährleisten, dass die EGCG-Konzentration stabiler bleibt.

*9* *Mein Eistee wird nach dem Aufbrühen trüb. Heißt das, er ist schlecht geworden?*

Keinesfalls. Das natürliche Öl in aufgebrühtem Tee sorgt für diese Trübung, wenn Sie den Tee vor dem Kaltstellen nicht auf Zimmertemperatur haben abkühlen lassen. Auch wenn er dadurch vielleicht nicht sehr schön aussieht, kann er gut getrunken werden. Wenn Sie Tee zu früh kalt stellen und er dieses leicht trübe Aussehen hat, gießen Sie einfach etwas kochendes Wasser zu (1 Tasse pro Viertelliter Eistee) und rühren um, dann wird er wieder klar.

Die Trübung wird üblicherweise durch den Niederschlag der Tannine im Tee verursacht. Kräftigere Tees und hochwertigere Tees werden schneller trüb, weil sie einen höheren Tanningehalt haben. Die Trübung kann auch durch Mineralstoffe im Wasser verursacht werden, was harmlos ist. Wenn dieser Effekt Sie stört, können Sie überlegen, einen Wasserfilter zu verwenden.

*10* *Worin soll ich meinen Tee aufbewahren?*

Ich empfehle, Glas, Metall oder BPA-freien Kunststoff für die Aufbewahrung von Tee zu verwenden. Tee ist säurehaltig, das heißt, er löst BPA (auch bekannt als Bisphenol A) aus Kunststoffbehältern. Eine Harvard-Studie von 2011 stellte fest, dass die Erwachsenen mit den höchsten BPA-Konzentrationen im Urin einen signifikant größeren Taillenumfang und eine signifikant höhere Wahrscheinlichkeit für Fettleibigkeit hatten als die Erwachsenen im untersten Quartil.

**11** *Wie wird entkoffeinierter Tee hergestellt? Ist er schädlich?*

Es gibt eine Reihe von Verfahren, Tee zu entkoffeinieren. Bis in die Mitte der 1970er-Jahre wurde mit organischen Lösungsmitteln entkoffeiniert, bis Bedenken bezüglich der Nebenwirkungen der Lösungsmittel sowohl auf den Körper als auch auf die Umwelt die Industrie dazu veranlassten, alternative Methoden zu suchen. Nachfolgend die üblichen Methoden:

**Ethylacetat:** Eine der heute häufigsten Methoden arbeitet mit Ethylacetat, auch bekannt als Essigsäureethylester. Ethylacetat ist ein Ester, eine klare, flüchtige und brennbare Flüssigkeit, die in aufgelöstem Zustand ein fruchtiges Aroma und einen angenehmen Geschmack hat. Da es in vielen Früchten vorkommt, wie Äpfeln, Pfirsichen und Birnen, und vollständig verdaulich ist, wird es in einer breiten Palette von Nahrungsmitteln verwendet, wie Salatdressings und Obstdesserts.

**Kohlendioxid:** Dies ist eine ideale Methode ohne toxische Rückstände, die Catechine im Tee werden weniger stark abgebaut und die Teearomen bleiben weitgehend erhalten. Die Methode ist jedoch teuer und wird nicht so viel genutzt, wie dies möglich wäre.

**Wasser:** Für die Entkoffeinierung mit Wasser werden frisch geerntete grüne Teeblätter kurz in kochendem Wasser blanchiert. Da die Wasserlöslichkeit von Koffein größer ist als die der Tee-Catechine, kann der Großteil des Koffeins rasch in das kochende Wasser extrahiert werden, während die Catechine weitgehend in den Teeblättern zurückbleiben. Die Blätter werden anschließend rasch aus dem kochenden Wasser genommen, das nun das Koffein enthält. Anschließend werden die Blätter getrocknet, um entkoffeinierten getrockneten Grüntee zu erhalten.

**12** *Ich habe das Gefühl, der viele Tee macht mich nervös. Was kann ich tun? Ich habe ein paar Pfund abgenommen und möchte diese Entschlackung noch nicht beenden.*

Versuchen Sie, einige entkoffeinierte Sorten zu verwenden. Viele Leute vermeiden entkoffeinierten Tee, weil sie glauben, die günstigen Eigenschaften des Tees würden bei der Entkoffeinierung verloren gehen. Der Effekt auf die Polyphenole (die Antioxidantien) gilt jedoch als geringfügig.

**13** *Was ist Fairtrade-Tee?*

Tee mit Fairtrade-Zertifikat stammt von Kooperativen und großen Teefarmen. Fairtrade hilft den Teefarmern und Teearbeitern, Zugang zu Kapital zu bekommen, faire Preise für ihre Produkte festzusetzen und demokratische Entscheidungen für die Optimierung ihrer Geschäftstätigkeit, ihrer Gemeinschaft und ihrer Tees zu treffen.

Die Fairtrade-Zertifizierung schützt die Arbeiter auf den Teeplantagen, da sie faire Arbeitsbedingungen und faire Mindestlöhne gewährleistet. Fairtrade-Farmer bekommen Zugang zu internationalen Märkten und können ihre Kompetenz ausbauen, um auf dem Weltmarkt konkurrenzfähig zu sein. Es wird ein Mindestverkaufspreis garantiert, um sicherzustellen, dass den Teearbeitern ein vertretbarer Lohn und den Teefarmern ein vertretbares Einkommen gezahlt wird. Alle Teeanbauer erhalten eine zusätzliche Fairtrade-Prämie, um in ihre Farmen und Gemeinschaften zu investieren. Fairtrade-Standards liefern den Farmen ein Rahmenkonzept, in dem sie ihre Umweltverträglichkeit verbessern können.

**14** *Können Teebeutel öfter verwendet werden? Einmal? Zweimal?*

Ein guter Tee lässt sich mindestens dreimal neu aufgießen, die meisten wichtigen Substanzen werden jedoch beim ersten Aufguss extrahiert. Um maximal von den Nährstoffen zu profitieren, sollten Sie daher für jede neue Tasse einen frischen Teebeutel nehmen.

Wenn Sie jedoch einen Teebeutel erneut aufgießen möchten, können Sie die Konzentration an Antioxidantien steigern, indem Sie einen Spritzer Saft mit hohem Vitamin-C-Gehalt, wie Zitronen-, Orangen- oder Ananassaft, in die Tasse geben. Studien mit grünen Tees haben gezeigt, dass diese Säfte dazu beitragen, dass Sie das 13-Fache an Antioxidantien absorbieren.

..................................................................................................

## Normalerweise ist jemand anders schuld ...

Wissenschaftler der Eastern Illinois University haben entdeckt, dass Menschen 65 Prozent mehr Kalorien konsumieren, wenn sie zusammen mit einer Person essen, die sich für ein Dessert entscheidet, als wenn sie in Gesellschaft einer Person essen, die das nicht tut. Anstatt noch ein Dessert zu nehmen, entscheiden Sie sich besser für eine Tasse Kräutertee, nachdem Sie Ihr Hauptgericht gegessen haben. So ist Ihr Gaumen noch beschäftigt, während Sie Ihre Mahlzeit erfrischend und kalorienfrei beenden.

..................................................................................................

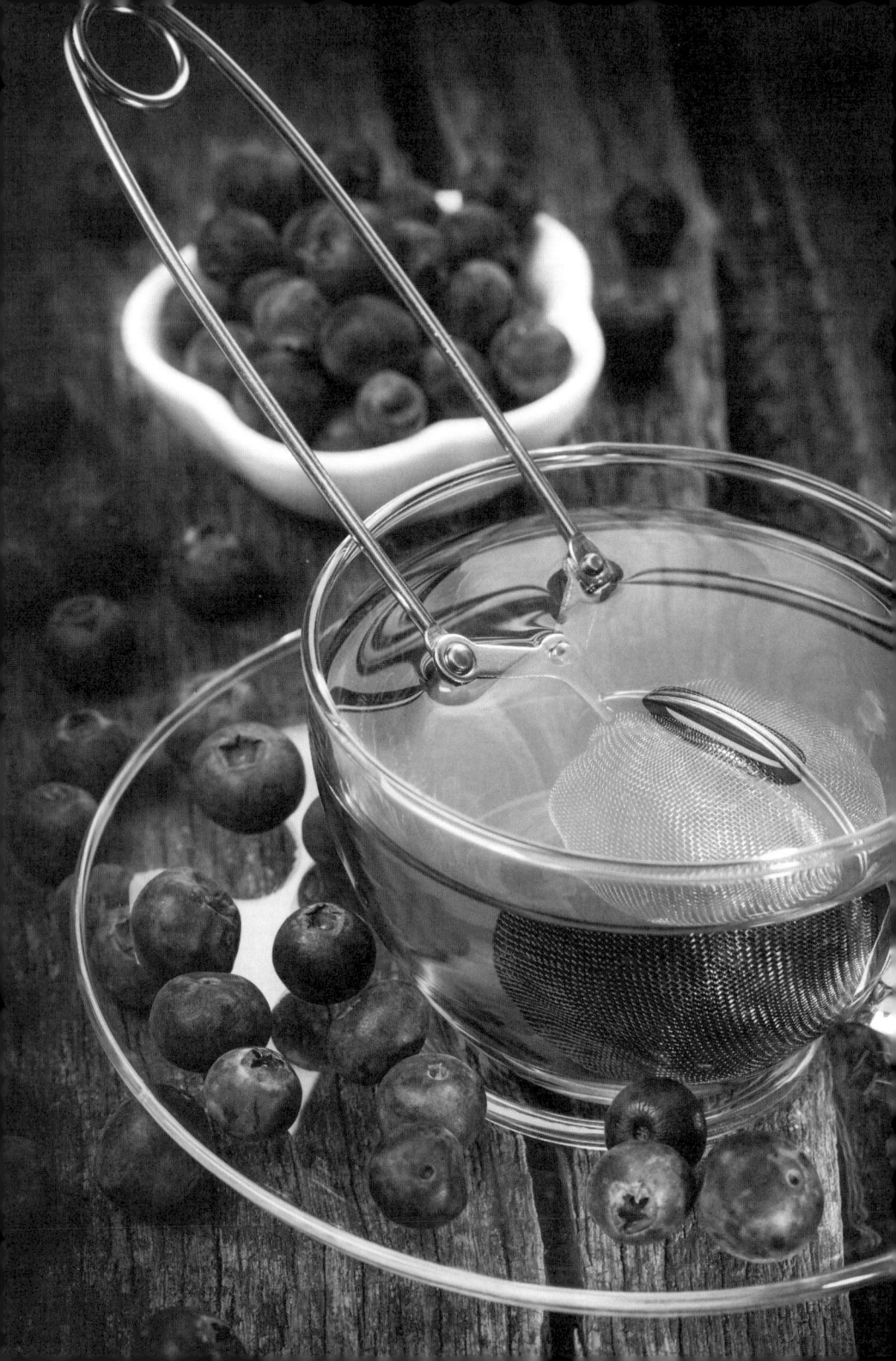

# 10

# Superfoods, um die Entschlackung anzukurbeln

## ZAUBER-LEBENSMITTEL, DIE SIE VORRÄTIG HABEN SOLLTEN

Wenn Sie den 7 *Tage Tea Cleanse* mit den Rezepten in diesem Buch kombinieren, bekommen Sie alle Nährstoffe, die Sie brauchen, um Ihren Körper tagein, tagaus mit Brennstoff zu versorgen und auf die maximale Gewichtsabnahme zuzusteuern. Es wird jedoch Zeiten geben, wo Sie Ihrer Ernährung mehr Power verleihen möchten. In diesen Fällen sollten Sie eines der folgenden Superfoods in Betracht ziehen.

## Spinat

Spinat ist ein grünes Blattgemüse, ist jedoch in der Ernährung keinesfalls ein Mauerblümchen. Es ist bekannt, dass Spinat den Muskelaufbau fördert und eine reiche Quelle für pflanzliche Omega-3-Fettsäuren und Folat ist, die das Risiko für Herzkrankheiten, Schlaganfall und Osteoporose reduzieren helfen. Er ist zudem eines der zehn Grüngemüse, die gesünder als Grünkohl sind. Bonus: Folat fördert auch die Durchblutung des Genitalbereichs und trägt daher dazu bei, Sie vor altersbedingten sexuellen Problemen zu schützen. Spinat enthält zudem sehr viel Lutein, einen Wirkstoff, der die Makuladegeneration bekämpft. Empfohlene Menge: 450 Gramm frischer oder 225 Gramm gekochter Spinat pro Tag.

**WIE AM BESTEN NUTZEN?** Bereiten Sie Ihre Salate mit Spinat zu; geben Sie Spinat ins Rührei; belegen Sie Pizza damit; mischen Sie ihn mit Marinara-Sauce und machen Sie daraus in der Mikrowelle einen schnellen Dip.

## Joghurt

Verschiedene Kulturen beanspruchen Joghurt als ihre Erfindung, die gesundheitlichen Vorteile dieses 2000 Jahre alten Nahrungsmittels sind jedoch unbestritten: Die Fermentierung bringt hunderte von Millionen probiotischer Organismen hervor, die der Vielzahl an guten Bakterien im Körper als Verstärkung dienen. Dies hilft, das Immunsystem anzukurbeln, und schützt vor Krebs. Nicht alle Joghurts sind probiotisch, achten Sie daher beim Einkauf darauf. Empfehlenswerte Menge: täglich ca. 200 Gramm von diesem kalzium- und eiweißreichen Nahrungsmittel.

**ERSATZWEISE:** Kefir, Sojajoghurt

## Tomaten

Zwei Dinge müssen Sie über Tomaten wissen: Am besten sind rote Tomaten, weil sie mehr von dem Antioxidans Lycopin enthalten, und verarbeitete Tomaten sind ebenso wirksam wie frische, weil der Körper das Lycopin aus ihnen besser aufnehmen kann. Studien zeigen, dass eine lycopinreiche Ernährung das Risiko für Blasen-, Lungen-, Prostata-,

Haut- und Magenkrebs ebenso senken kann wie das Risiko für koronare Herzkrankheiten. Empfehlenswerte Menge: 22 Milligramm Lycopin pro Tag, das entspricht etwa acht roten Kirschtomaten oder einem Glas Tomatensaft.

**ERSATZWEISE:** Rote Wassermelone, rosa Grapefruit, japanische Kaki, Papaya, Guave.

**WIE AM BESTEN NUTZEN?** Langen Sie bei Ketchup und Tomatensauce ordentlich zu; sparen Sie nicht mit natriumarmem Gemüsesaft und Gazpacho; verdoppeln Sie die Tomatenmarkmenge, die bei Rezepten angegeben wird.

## *Karotten*

Die meisten roten, gelben und orangefarbenen Gemüse und Früchte enthalten viele Carotinoide. Diese fettlöslichen Substanzen sollen mit einer Reduzierung vieler Krebsarten sowie einem geringeren Risiko und geringerer Schwere von entzündlichen Krankheiten wie Asthma und rheumatoider Arthritis in Zusammenhang stehen. Keine Sorte ist jedoch so einfach zuzubereiten oder so kalorienarm wie die Karotte. Empfehlenswerte Menge: ca. 65 Gramm pro Tag.

**ERSATZWEISE**: Süßkartoffel, Kürbis, Butternuss-Kürbis, gelbe Paprika, Mango.

**WIE AM BESTEN NUTZEN?** Rohe Babykarotten, rohe gelbe Paprikastreifen, Butternuss-Kürbissuppe, gebackene Süßkartoffel, Mangosorbet, Rüblikuchen.

## Blaubeeren

Blaubeeren, die mehr Antioxidantien enthalten als jede andere Obstsorte, beugen Krebs, Diabetes und altersbedingten Gedächtnisstörungen vor (daher ihr Beiname »Gehirn-Beeren«). Studien zeigen, dass Blaubeeren, die reich an Ballaststoffen und den Vitaminen A und C sind, auch die kardiovaskuläre Gesundheit fördern. Empfehlenswerte Menge pro Tag: 150 Gramm frische oder 75 Gramm tiefgefrorene oder getrocknete Blaubeeren.

**WIE AM BESTEN NUTZEN?** Der Großteil der günstigen Wirkung bleibt auch in getrockneten, tiefgefrorenen oder zu Marmelade verarbeiteten Blaubeeren erhalten.

## Schwarze Bohnen

Alle Bohnen wirken günstig auf Ihr Herz, keine Sorte jedoch kann Ihr Gehirn so auf Trab bringen wie die schwarzen Bohnen. Der Grund dafür ist ihr hoher Gehalt an Anthocyanen. Bei diesen antioxidativen Wirkstoffen wurde eine Verbesserung der Gehirnfunktion nachgewiesen. Täglich 60 Gramm liefern 8 Gramm Eiweiß und 7,5 Gramm Ballaststoffe. Schwarze Bohnen sind zudem kalorienarm und frei von gesättigten Fetten.

**ERSATZWEISE:** Erbsen, Linsen, Pinto-, Kidney-, Sau- und Limabohnen.

**WIE AM BESTEN NUTZEN?** Verwenden Sie schwarze Bohnen und Kidneybohnen im Chili, pürieren Sie 250 Gramm schwarze Bohnen mit 60 Milliliter Olivenöl und gebratenem Knoblauch zu einem gesunden Dip, fügen Sie Sau- oder Limabohnen oder Erbsen zu Nudelsaucen dazu.

# Walnüsse

Walnüsse enthalten mehr Omega-3-Fettsäuren als Lachs (für die Herzge-sundheit), mehr entzündungshemmende Polyphenole als Rotwein und halb so viel Eiweiß für den Muskelaufbau wie Hühnchen. Andere Nüsse können nur mit ein oder zwei dieser Eigenschaften aufwarten, nicht mit allen dreien. Eine Portion Walnüsse – ca. 28 Gramm oder 7 Nüsse – ist immer gut, besonders jedoch als kleiner Snack nach dem Sport.

**ERSATZWEISE:** Mandeln, Erdnüsse, Pistazien, Macadamianüsse, Haselnüsse.

**WIE AM BESTEN NUTZEN?** Über Salate streuen, gehackt im Pfannkuchenteig, Erdnussbutter dem Curry beimischen, gemahlen mit Olivenöl mischen als Marinade für gegrillten Fisch oder gegrilltes Hähnchen.

# Haferflocken

Haferflocken, die »graue Eminenz« gesunder Lebensmittel, sind reich an löslichen Ballaststoffen, die das Risiko für eine Herzerkrankung sen-ken. Ja, Haferflocken enthalten viele Kohlenhydrate, aber die Freiset-zung dieser Zucker wird durch die Ballaststoffe verlangsamt, und da Ha-ferflocken zudem 10 Gramm Eiweiß pro 40 Gramm enthalten, liefern sie beständig muskelfreundliche Energie.

**ERSATZWEISE:** Quinoa, Wildreis.

# Kokosöl

Eine Studie in *The American Journal of Clinical Nutrition* ergab, dass Personen, die Kokosöl zu sich nahmen, allgemein und speziell am Bauch schneller abnahmen als die Probanden in einer Gruppe, die die gleiche Menge Olivenöl konsumierten. Das Geheimnis liegt in den mittelkettigen Triglyceriden der Kokosnuss. Anders als die langkettigen Fettsäuren in den meisten Ölen wird das Kokosöl sofort »gebrauchsfertig« aufgespalten und nicht gespeichert. Zudem wurde festgestellt, dass es den Stoffwechsel beschleunigt. Ihr Körper kann die Kalorien aus dem Kokosöl nur schlecht speichern, vielmehr kurbelt das Kokosöl den Stoffwechsel an, so dass diese Kalorien stattdessen verbrannt werden. Durch seinen hohen Rauchpunkt ist Kokosöl für praktisch jedes Gericht von Eiern bis Pfannengerichten geeignet und beim Backen ein leckerer Ersatz für Butter.

# Leinsamen und Chia-Samen

Ein Kennzeichen für ausgewogene Ernährung ist ein gutes Verhältnis zwischen Omega-6- und Omega-3-Fettsäuren. Ideal wäre das Verhältnis 4 zu 1, in der modernen Ernährung liegt es jedoch eher bei 15 bis 20 zu 1. Dies führt zu Entzündungen, die eine Gewichtszunahme auslösen können. Nachdem der tägliche Verzehr von Lachs jedoch nicht empfehlenswert ist, können Sie Ihre Ernährung ganz einfach mit diesen beiden Saaten aufwerten, die die höchsten Omega-3-Säurekonzentrationen in Lebensmitteln aufweisen. Einfach über Smoothies, Salate, Müsli, Pfannkuchen oder sogar Desserts streuen. Tierstudien weisen darauf hin, dass eine Ernährung, die reich an Chia ist, das schädliche LDL-Cholesterin senken und das Herz schützen kann. Eine neuere Studie in der

Zeitschrift *Hypertension* stellte fest, dass der tägliche Verzehr von Backwaren mit Leinsamen den Blutdruck bei Patienten mit peripherer arterieller Verschlusskrankheit senkte. Leinsamen, der in gemahlener Form am besten aufgenommen wird, verleiht Haferbrei, Müslis, Smoothies und Backwaren einen leckeren Nussgeschmack.

**WIE AM BESTEN NUTZEN?** 2 Esslöffel gemahlene Leinsamen oder Chia-Samen über Müslis, Salate und Joghurt streuen.

## Eier

Eier sind die beste Nahrungsquelle für Cholin, eine vitaminähnliche Substanz, die früher als Vitamin B4 bezeichnet wurde. Cholin ist ein wichtiger Nährstoff für den Aufbau aller Zellmembranen des Körpers. Zwei Eier decken bereits den halben Tagesbedarf, nur Rinderleber hat einen höheren Gehalt (aber glauben Sie mir, ein Stück Rinderleber auf dem Frühstücksteller ist kein wirklich guter Start in den Tag). Ein Cholinmangel steht direkt mit den Genen in Verbindung, die für eine Vermehrung von Bauchfett sorgen. Eier können dieses Problem lösen: Forschungsergebnisse haben gezeigt, dass die Teilnehmer einer Diät, die Eier zum Frühstück aßen – verglichen mit Probanden, die ein kohlenhydratreiches Frühstück mit einem Bagel aßen – leichter abnahmen, weil die Sättigung bei ihnen länger anhielt. Mit etwa 70 Kalorien ergibt ein hart gekochtes Ei auch einen einfachen Nachmittagssnack – sagen Sie nur Ihren Kollegen nichts davon, denn einer Persönlichkeitsanalyse des British Egg Industry Councils zufolge sind Menschen, die hart gekochte Eier verzehren, tendenziell schlecht organisiert! (Weitere Befunde: Die Fans von Spiegeleiern haben einen starken Geschlechtstrieb und Omelette-Esser sind selbstdiszipliniert).

## Rote Äpfel

Ein mittelgroßer Apfel mit ca. 100 Kalorien und 4,5 Gramm Ballaststoffen pro Stück ist eine der besten Optionen für eine Zwischenmahlzeit, wenn man abnehmen möchte – insbesondere für Menschen mit der Figur »Apfeltyp«. Kürzlich ergab eine Studie am Wake Forest Baptist Medical Center, dass sich das Eingeweidefett (das gefährliche Bauchfett) über fünf Jahre mit jeden 10 Gramm löslichen Ballaststoffen, die pro Tag mehr gegessen wurden, um je 3,7 Prozent verringerte. Teilnehmer, die ihren täglichen Apfel zwei- bis viermal pro Woche mit 30 Minuten Sport kombinierten, beobachteten über denselben Zeitraum einen Rückgang an Bauchfett um 7,4 Prozent. Schälen Sie Ihren Apfel jedoch nicht, wenn Sie Pfunde verlieren möchten: Eine an der University of Western Australia durchgeführte Studie stellte fest, dass rote Apfelsorten (wie Pink Lady) den höchsten Gehalt an antioxidativ wirksamen Phenolen hatten, die überwiegend in der Schale enthalten sind.

## Zimt

Mit Zimt lässt sich das Essen vielleicht am einfachsten aufwerten: Bestreuen Sie Ihren Toast mit Zimt. Wissenschaftlern zufolge enthält Zimt wirksame Antioxidantien, nämlich Polyphenole, von denen nachgewiesen wurde, dass sie die Insulinempfindlichkeit verbessern, wodurch der Körper mit Hungerattacken besser umgehen kann und andererseits Fett weniger gut speichert. Eine Reihe von Studien, die in *The American Journal of Clinical Nutrition* abgedruckt wurden, stellte fest, dass ein gehäufter Teelöffel Zimt zu einer stärkehaltigen Mahlzeit den Blutzuckerspiegel stabilisieren und Insulinspitzen abwehren kann.

## Avocado

Ein Löffel Guacamole ist einer der wirksamsten bekannten Hungerzügler. In einer Studie, die im *Nutrition Journal* veröffentlicht wurde, berichteten Teilnehmer, die mittags eine halbe frische Avocado aßen, dass Ihre Esslust noch Stunden später um 40 Prozent geringer war. Mit nur 60 Kalorien kann eine Portion von zwei Esslöffeln Guacamole (auf Eiern, Salaten, gegrilltem Fleisch etc.) denselben Sättigungseffekt bei noch mehr Geschmack liefern. Achten Sie bei fertig gekaufter Guacamole darauf, dass sie auch tatsächlich Avocados enthält (viele Produkte werden tatsächlich ohne die Frucht hergestellt!).

## Blattsalat

Genau, Blattsalat. Mach mal Platz, König Grünkohl. In einer neuen Studie der William Paterson University, die das Nährstoffvolumen der 47 Top-Superfoods verglich, lag das Trend-Superfood Grünkohl auf dem respektablen, aber nicht besonders erwähnenswerten Platz 15. Weiter vorne auf der Liste standen Brunnenkresse, Blattsalat und Endivie. Bereiten Sie sich selbst eine Schüssel Blattsalat zu und machen Sie ihn mit etwas Olivenöl an. Einer Studie der Purdue University zufolge können bereits 3 Gramm einfach ungesättigtes Fett dem Körper helfen, die Carotinoide (diese Zaubermoleküle, die vor chronischen Erkrankungen wie Krebs und Herzkrankheit schützen) aus dem Gemüse aufzunehmen. Am besten fahren Sie, wenn Sie Ihren Salat mit einem gestrichenen Esslöffel Vinaigrette mit Olivenöl anmachen.

## Hummus

Eine neuere Studie, die in der Zeitschrift *Obesity* veröffentlicht wurde, stellte fest, dass Menschen, die täglich eine Portion Kichererbsen (die Grundzutat von Hummus) aßen, berichteten, dass sie sich um 31 Prozent satter fühlten als Teilnehmer, die keine Kichererbsen aßen. Kichererbsen enthalten viele Ballaststoffe und viel Eiweiß und haben einen niedrigen glykämischen Index, das heißt, sie werden langsam abgebaut und sorgen für eine längere Sättigung. Der Kniff dabei ist, Sorten zu meiden, die mit Tahini zubereitet sind. Tahini, das aus Sesamsamen hergestellt wird, hat einen hohen Anteil von Omega-6- gegenüber Omega-3-Fettsäuren. Wählen Sie Hummus auf Olivenölbasis.

..........................................................................

# Acht Lebensmittel, mit denen sich Ihre Hormone wohlfühlen

Depression. Völlegefühl. Wutausbrüche. Die Symptome des PMS sind einfach nur schrecklich! Wenn diese oder andere lästige Anzeichen dafür sorgen, dass Sie sich vor Mutter Naturs monatlichem Besuch fürchten, sind Sie nicht alleine. Dem American College of Obstetricians and Gynecologists zufolge leiden über 85 Prozent der Frauen unter mindestens einem Symptom des prämenstruellen Syndroms.

Die gute Nachricht ist, dass Sie mit diesem Elend nicht leben und auch nicht jedes Mal eine Tablette schlucken müssen, wenn Ihre Periode bevorsteht. Gehen Sie stattdessen in die Küche (da wollten Sie ohnehin gerade hin, geben Sie es zu) und zaubern Sie sich ein paar Snacks, die diese Symptome drastisch reduzieren. Ob Sie es glauben oder nicht, viele häufig verzehrte Lebensmittel enthalten eine Menge Nährstoffe, die Ihrem Körper dabei helfen, den Ärger zu bekämpfen, den Hormone verursachen, wenn sie außer Rand und Band sind.

*Kurz davor, die ganze Packung Kekse wegzuputzen?*

**Toasten Sie lieber eine Scheibe Brot.**

Sollten Sie jeden Monat, pünktlich wie ein Uhrwerk, starke Gelüste nach Keksen verspüren und sind Sie so emotional wie damals, als Sie das erste Mal *Die Brücken am Fluss* gesehen haben, sind Sie nicht allein. Die Tränen fließen und Ihr Appetit steigt ins Unermessliche, weil Ihr Serotoninwert (das ist dieses stimmungsaufhellende Wohlfühlhormon) in den Keller gefallen ist. Kohlenhydratreiche Lebensmittel (wie die Kekse, die mit ihrem Sirenengesang locken) helfen, die Konzentration dieses Hormons in Ihrem Körper zu erhöhen. Daher fällt es so schwer, diesen

Gelüsten zu widerstehen – Ihr Körper jagt einer Hormon-Wiederherstellung hinterher. Anstatt vor Ihrem inneren Keksmonster klein beizugeben, wenden Sie sich besser einer gesunden Quelle komplexer Kohlenhydrate wie Vollkornbrot zu. Toasten Sie sich vormittags zur Stimmungsverbesserung eine Scheibe Brot. Empfehlenswert ist Brot, das neben Vollkorn auch Rosinen enthält, die mit ihrer natürlichen Süße Ihre Gelüste nach Zucker im Keim ersticken, während die ganzen Körner, die reich an Vitamin B6 und Mangan sind, Ihre Stimmung aufhellen.

*Bekommen Sie Ihre Hand nicht mehr aus der Chipstüte?*

**Greifen Sie lieber zu Kürbiskernen.**

Wenn Sie reizbar sind und in den Wochen vor Ihrer Periode wegen jeder Nichtigkeit an die Decke gehen, können wir Ihnen keinen Vorwurf machen. Unter dem PMS zu leiden ist wirklich kein Spaß! Die gute Nachricht ist, dass Sie Mutter Naturs Besuch durchstehen können, ohne dass Ihr Mann bedauern muss, Sie geheiratet zu haben. Wie das gehen soll? Indem Sie Kürbiskerne schnabulieren. Diese kleinen, aber wirksamen Samen können Ihre Symptome lindern (und auch die Antwort auf die Klagen Ihrer Mitbewohner sein). Bereits 30 Gramm Kürbiskerne decken 75 Prozent Ihres täglichen Magnesiumbedarfs, wodurch Sie wieder freundlicher werden und zudem eine Wassereinlagerung verhindert werden kann (eine Win-Win-Situation!). Zudem können so auch die Blutgefäße entspannen und die unangenehmen Kopfschmerzen bei PMS können ausbleiben. Mischen Sie Kürbiskerne unter Salate und Gemüsebeilagen. So gewinnen Sie nicht nur eine knusprige Beigabe, sondern auch die dringend benötigte Linderung des PMS.

*Könnten Sie für Schokolade sterben?*

**Öffnen Sie besser eine Dose Bohnen. (Lassen Sie mich bitte ausreden!)**

Bevor ich auf die Vorteile von Bohnen eingehe, sollten Sie wissen, dass wir gleich zu einem Brownie-Rezept kommen. Bohnen sind reich an Magnesium, dieses kurbelt die Serotoninspiegel an und verringert Wassereinlagerungen. Wenn Sie sich für eine Dose entscheiden, wählen Sie eine Sorte ohne Salzbeigabe. Natrium kann dazu führen, dass Ihr Körper Wasser einlagert, wodurch die blähende Wirkung der Bohnen verstärkt wird. Bonus: Diese kleinen, aber wirksamen Samen sind reich an Antioxidantien und weiteren vorteilhaften Nährstoffen wie Eisen, Ballaststoffen, Kupfer, Zink und Kalium. Geben Sie Bohnen in Salate, Suppen oder Vollkornnudel- und Reisgerichte. Lust auf etwas Genussreicheres? Leute, hier kommt das versprochene Rezept für Bohnen-Brownies: 400 Gramm schwarze Bohnen mit 150 Milliliter Wasser mixen. Eine Packung Bio-Brownie-Teig zugeben und zu einem glatten Teig verarbeiten. In einer gefetteten Backform 25 Minuten bei 180 °C backen.

*Verrückt nach einem Fernsehabend und Popcorn?*

**Wir erteilen Ihnen die Erlaubnis, dieser Lust nachzugeben.**

Ja, Sie haben richtig gelesen! Popcorn wirkt den Symptomen des PMS aus dem gleichen Grund erfolgreich entgegen wie Brot – es ist ein Vollkorn, das die Produktion von Serotonin ankurbelt. Halten Sie sich an ungesalzene Sorten, um das durch Salz verursachte Völlegefühl in Schach zu halten und gleichzeitig Ihre Stimmung zu verbessern. Also los, reißen Sie eine frische Tüte auf und schalten Sie Netflix ein. Wenn Sie je ohne Schuldgefühle mehrere Folgen Ihrer Lieblingsserie anschauen sollten, dann in dieser Woche.

*Hartnäckige Gelüste nach Chunky-Monkey-Eis?*

**Bereiten Sie sich zu Hause eine gesündere Variante zu.**

Sprechen Sie in den Wochen vor Ihrer Periode unüberlegt oder verwandeln Sie sich in eine zweite Cruella de Vil? Wenn Sie diese Frage mit Ja beantworten, ist das völlig in Ordnung. Wenn Sie etwas besser damit umgehen möchten, haben wir zum Glück ein süßes Angebot: Bananenmilch. Eine 2010 mit annähernd 3000 Frauen durchgeführte Studie, die in *The Journal of Steroid Biochemistry and Molecular Biology* veröffentlicht wurde, ergab, dass der Verzehr von kalziumreichen Milchprodukten, denen Vitamin D zugesetzt war, das Risiko für die lästigen PMS-Symptome um ganze 40 Prozent reduzierte. Mit Vitamin-D angereicherte Milch passt in die Ernährungsbilanz. Auch wenn Sie normalerweise zu fettarmer Milch greifen, weil sie am wenigsten Kalorien enthält, kommen Sie nur bei Milch mit einem gewissen Fettgehalt in den Genuss aller Vorteile, weil Vitamin D fettlöslich ist. Gießen Sie etwas Milch über Ihre morgendlichen Haferflocken, um den ganzen Tag von den Vorteilen zu profitieren. Oder bereiten Sie einmal unsere Bananenmilch zu, eine gesunde Abwandlung des klassischen Chunky Monkey (Fudge-Stückchen und Walnüsse sind allerdings nicht dabei, sorry). Einfach eine reife Banane mit einem halben Teelöffel Vanillezucker oder -sirup und einer Tasse Milch mixen und genießen. Bonus: Bananen helfen, das aufgeblähte Gefühl beim PMS zu bekämpfen.

*Begraben Sie Ihre Depression gerne unter Donuts?*

**Bekämpfen Sie den Blues stattdessen mit etwas Gelb.**

Wenn Sie sich durch Mutter Naturs monatlichen Besuch normalerweise so deprimiert fühlen, dass sie am liebsten nur im abgedunkelten

Schlafzimmer liegen möchten, haben wir vielleicht die Kur, nach der Sie gesucht haben: Safran. Eine Studie im *British Journal of Obstetrics and Gynaecology* stellte fest, dass der Verzehr dieses gelben Gewürzes die PMS-Symptome einschließlich der Gefühle einer Depression signifikant verringern kann. Wie das geht? Das Gewürz lässt den Serotoninspiegel steigen, der vor der Menstruation normalerweise sinkt. Zwar ist Safran eines der teuersten Gewürze, aber bereits eine kleine Menge hält lange vor. Einzige Vorwarnung? Sie werden aus Ihrem Bett kriechen und kochen müssen oder Sie beschwatzen Ihre bessere Hälfte, das Abendessen zu zaubern (versprechen Sie dafür, den Abwasch zu erledigen).

*Träumen Sie von Daiquiris?*

**Schluss mit Aufgedunsensein durch gut zubereitete Melone.**

Bekommen Sie den Knopf an Ihrer engen Jeans nicht mehr zu, die noch vor ein paar Tagen gut gepasst hat? Nur ruhig Blut: Sie haben nicht zugenommen! In den Tagen vor der Periode fängt der Körper an, Natrium und Flüssigkeiten zu speichern. Anstatt also Ihre Lieblingshosen gegen Jogginghosen und Leggings zu tauschen, futtern Sie Honigmelone, damit die Einlagerungen zurückgehen. Forschungsergebnisse deuten darauf hin, dass die Frucht *Cucumis melo* eine diuretisch wirkende Substanz enthält, die hilft, überschüssige Flüssigkeiten aus dem Körper zu spülen. Dieser Cocktail voller Zucker und Alkohol, nach dem es Sie gelüstet, bewirkt hingegen genau das Gegenteil. Fazit? Lassen Sie den Fruchtcocktail weg und halten Sie sich nur an die Frucht, wenn der Reißverschluss an Ihrer Hose wieder zugehen soll.

Anstatt die pure Frucht zu futtern (langweilig!) können Sie sich einen Salat aus Minze, Koriandergrün und Melone zubereiten: In Stücke geschnittene Honigmelone, frischen Limettensaft, gehacktes

Koriandergrün, Minze und einen Hauch Zucker in einer Schüssel mischen. Guten Appetit!

*Trösten Sie sich gerne mit Schokolade?*

**Probieren Sie es stattdessen mit Chia-Samen.**

Wissenschaftler gehen davon aus, dass dieser Nährstoff wie ein Antidepressivum wirken könnte, auch wenn sie bisher noch nicht genau wissen, welche Mechanismen dabei eine Rolle spielen. Einige Wissenschaftler glauben, dass der Nährstoff es dem Serotonin erleichtert, die Zellmembran zu passieren, wodurch die Serotoninwirkungen verstärkt werden. Während Omega-3-Säuren auch in Lachs, Omega-3-Eiern und Weiderind enthalten sind, mag ich die Chia-Samen besonders gerne, weil man sie gut mitnehmen und über so gut wie alles streuen kann. Geben Sie die kleinen, aber wirksamen Samen ins Müsli, in Smoothies und zu hausgemachtem Gebäck, um die Omega-3-Aufnahme anzukurbeln und depressive Verstimmungen während der Menstruation in Schach zu halten.

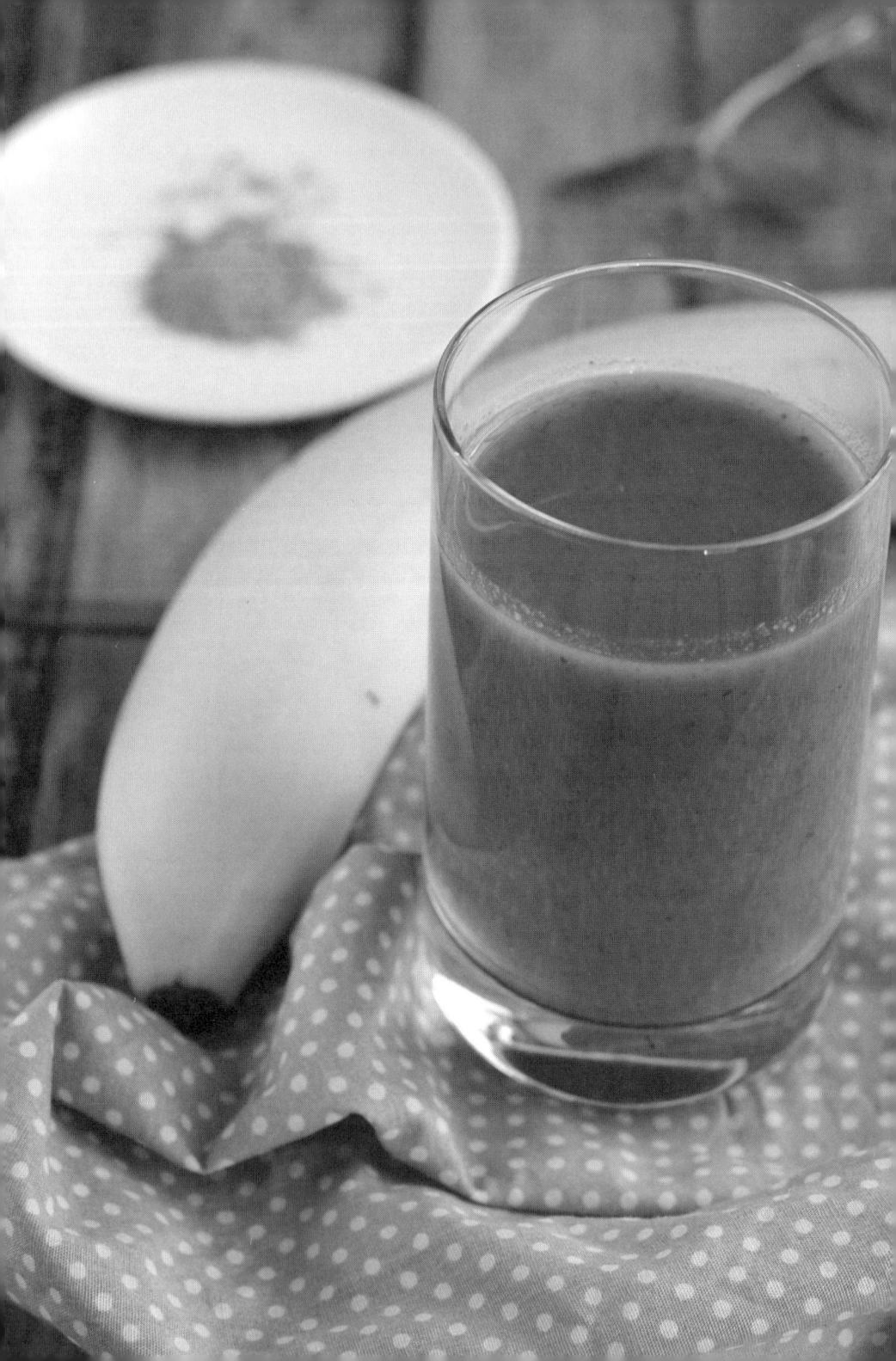

# 11

## »Tea Cleanse«-Smoothies

### NUR NOCH 90 SEKUNDEN BIS ZUR GEWICHTSABNAHME WIE DURCH ZAUBEREI

Wenn Sie die letzten zwanzig Jahre nicht gerade in einem Iglu gelebt haben, dürften Sie wissen, dass in den westlichen Ländern generell zu wenig Obst und Gemüse gegessen wird. Statt der von der Weltgesundheitsorganisation täglich empfohlenen 400 Gramm essen die Deutschen täglich im Durchschnitt nur knapp 300. Das ist eine wirklich erbärmliche Vorstellung und zweifellos mit ein Grund für die Adipositas-Epidemie.

Falls Sie zufälligerweise zu den Menschen gehören, die nicht genügend Pflanzliches essen, sollten Sie sich möglichst schnell mit Smoothies anfreunden. Der Genuss von Smoothies ist der schnellste und leckerste Weg, das Obst- und Gemüsedefizit auszugleichen: Raus aus dem Bett, etwas Obst in den Mixer, Flüssigkeit dazu und auf »Pürieren« drücken. Und schon sind Sie auf dem Weg in ein schlankeres und gesünderes Leben.

Die Zubereitung von Smoothies kann eine recht lockere Angelegenheit sein, was sicher zu ihrer Attraktivität beiträgt, wir haben jedoch einige Grundregeln aufgestellt. Befolgen Sie diese Regeln und den folgenden Leitfaden zu den Zutaten, dann sind Sie bereit zum Start in diese Flüssigernährung.

## Regel 1: Grünen Tee als Ausgangsbasis nehmen.

Da nachgewiesen wurde, wie wirksam grüner Tee unser Fettspeicher-system angreift und weil sich sein milder Geschmack gut als angeneh-me Ausgangsbasis für einen Smoothie eignet (anders als die herberen schwarzen Tees), verwendet jedes Rezept in diesem Kapitel dieses be-lebende Getränk als Ausgangsmaterial. Brühen Sie eine große Kanne Grüntee auf und halten Sie ihn im Kühlschrank für Ihre tägliche Smoo-thie-Herstellung kühl.

## Regel 2: Milchprodukte zugeben.

Ich schlage eine halbe Tasse Vollmilch-, Magermilch- oder fettfreien Joghurt nach griechischer Art vor (dies sorgt für einen angemessenen Eiweißgehalt).

## Regel 3: Für Ballaststoffe sorgen.

Um die Verdauung zu verlangsamen, für Sättigung zu sorgen und zu ge-währleisten, dass Sie auf Ihre tägliche Ballaststoffmenge kommen, kön-nen Sie überlegen, Flohsamenschalen oder geschroteten Leinsamen als zusätzliche Ballaststoffe zuzufügen.

## Regel 4: Obst ins Spiel bringen.

Wenn Sie Ihrem täglichen Smoothie Obst zusetzen, erreichen Sie Ihre tägliche Vitamindosis. Ihre beste Waffe könnten TK-Früchte sein. Diese sind nicht nur erschwinglicher, sondern Studien haben gezeigt, dass TK-Früchte tatsächlich einen höheren Gehalt an Antioxidantien enthalten können, weil sie während der Saison geerntet und sofort schockgefrostet werden. Tiefgefrorene Früchte bedeuten außerdem, dass Sie Ihren Smoothie mit weniger Eis ausreichend kalt bekommen, was wiederum für einen intensiveren, reineren Geschmack sorgt. (Achten Sie aber darauf, dass die Früchte ungezuckert sind.)

## Regel 5: Einen leistungsstarken Mixer verwenden.

Ein leistungsschwacher Mixer wird das Eis nicht schnell genug zerkleinern, das heißt, es schmilzt und verdünnt letztlich Ihre kostbare Kreation, anstatt ihr die gewünschte erfrischende und samtige Konsistenz zu verleihen.

## Regel 6: Das richtige Verhältnis einhalten.

Sobald Sie das Grundverhältnis zwischen flüssigen und festen Zutaten kennen, können Sie so gut wie alles zu einem trinkfertigen Smoothie verarbeiten. Für ca. 350–400 Gramm Obst brauchen Sie etwa 240 Milliliter Tee. Bedenken Sie, dass Joghurt und Eis das Getränk eindicken.

# Zutaten für Ihre Smoothies

## Obst

Die Nährstoffangaben beziehen sich, soweit nicht anders angegeben, auf 100 Gramm.

## Mango

**62 Kalorien, 12 g Zucker, 1,7 g Ballaststoffe**

Diese tropische Kostbarkeit ist üblicherweise in gut sortierten Supermärkten frisch erhältlich. Ja, der Zuckergehalt ist höher als bei fast jeder anderen Obstsorte, die Mango bringt aber auch drei Viertel Ihres täglichen Vitamin-C-Bedarfs und 25 Prozent Ihres Vitamin-A-Bedarfs mit. Wenn Sie Smoothies mit Mango zubereiten, wird der Zusatz jeglicher Süßstoffe überflüssig.

## Papaya

**36 Kalorien, 2,4 g Zucker, 1,9 g Ballaststoffe**

Gibt es eine bessere Frucht für Sie als die Papaya? Angefüllt mit Vitamin C, reichlich versehen mit Vitamin A, das gut für die Augen ist, und gesegnet mit einem der besten Verhältnisse zwischen Ballaststoffen und Zucker, das man sich vorstellen kann, ist die Papaya eines der ausgewogensten Lebensmittel auf diesem Planeten. Papaya kann auch mit Papain und Chymopapain aufwarten, zwei wirksamen Enzymen, die Entzündungen bekämpfen, die die Ursache von Asthma, Arthritis und weiteren schweren Erkrankungen sind.

# Blaubeeren

### 42 Kalorien, 7,3 g Zucker, 4,9 g Ballaststoffe

Blaubeeren sind in Gesundheitskreisen bestens für die Anthocyane bekannt, Phytonährstoffe, die ihnen ihre blaurote Farbe und ihre starke antioxidative Wirkung geben. Blaubeeren sind ein ernst zu nehmendes Brainfood, denn Studien haben gezeigt, dass sie unseren Kopf sowohl vor oxidativer Belastung als auch vor den Effekten des altersbedingten geistigen Verfalls schützen, der sich in Alzheimer und Demenz äußert.

# Erdbeeren

### 32 Kalorien, 5,2 g Zucker, 2 g Ballaststoffe

Neben einer gewaltigen Dosis Vitamin C (Sie bekommen Kalorie für Kalorie mehr Vitamin C als durch eine Orange) sind Erdbeeren nachgewiesenermaßen auch eine reiche Quelle für Phenole, zu denen auch die Anthocyane gehören, die in Blaubeeren enthalten sind und die die Gehirnleistung unterstützen und entzündungshemmend wirken. Zudem erheben sie Anspruch auf ein seltenes und wirksames Antioxidans namens Ellagitannin, dem ein starker Schutz vor verschiedenen Krebsarten nachgewiesen wurde.

# Banane (1 mittelgroße)

### 105 Kalorien, 14 g Zucker, 3 g Ballaststoffe

Sicher, es gibt Obst mit einer besseren Nährwertbilanz, aber die bescheidene Banane dient im Smoothie-Spiel als »Obst für alle Fälle«. Sie hat nicht nur eine Handvoll schwer zu findender Nährstoffe zu bieten (herz-stärkendes Kalium, darmfreundliche Präbiotika), sondern sorgt auch für Smoothies mit ausgewogener cremiger Konsistenz und ausreichend natürlicher Süße, so dass auf Zuckerzusätze verzichtet werden kann. Schälen Sie einige sehr reife Bananen, packen Sie sie in Tiefkühlbeutel und dann ab in die Kühltruhe (unbedingt vor dem Einfrieren schälen, sonst wird die Schale zu einer Art kugelsicherer Weste).

## *Avocado* *(1 mittelgroße Hass-Avocado)*

### 530 Kalorien, 56 g Fett, 16 g Ballaststoffe

Die Avocado mag zwar kein traditioneller Bestandteil eines Smoothies sein, wir sind jedoch davon überzeugt, dass sie es sein sollte. Die Kalori-en stammen primär aus einfach ungesättigtem Fett, diesem guten Fett, das Ihr Herz schützt und Hunger verdrängen hilft. Fügen Sie noch eine eindrucksvolle Menge an Ballaststoffen hinzu und Sie haben die Voraus-setzungen für einen wirklich sättigenden Smoothie. Außerdem sorgen Avocados für eine Reichhaltigkeit, die Ihnen das Gefühl einer Schlem-merei vermittelt, auch wenn dies gar nicht zutrifft.

## *Ananas*

### 59 Kalorien, 12 g Zucker, 1,4 g Ballaststoffe

Sie haben keine Energie? Ananas könnte das passende Gegenmittel sein. Der Grund: Ananas ist eine der besten natürlichen Quellen für Mangan, ein Spurenelement, das für die Energieproduktion entscheidend ist. 150 Gramm liefern 76 Prozent der täglich empfohlenen Verzehrmenge, da-mit ist Ananas die Antwort der Natur auf Red Bull.

## Pfirsich

**42 Kalorien, 8 g Zucker, 1,9 g Ballaststoffe**

Pfirsiche enthalten Lutein und Zeaxanthin, wirksame Carotinoide, die Ihre Augen nachweislich vor Makuladegeneration schützen helfen. Zusätzlich kann der Beta-Carotin-Schub dazu beitragen, Herzkrankheiten und Krebs fernzuhalten. Eine Untersuchung des USDA (US-amerikanisches Landwirtschaftsministerium) stellte jedoch fest, dass Pfirsiche das am stärksten mit Pestiziden belastete Obst in der Obstabteilung sind. Wenn Sie es sich leisten können, sollten Sie daher zu Bio-Pfirsichen greifen.

# Verdickungsmittel & Geschmacksverbesserer

## Erdnussbutter (1 EL)

**94 Kalorien, 8 g Fett (davon 1,5 g gesättigt), 1 g Zucker, 3,5 g Eiweiß**

Was könnte man an Erdnussbutter nicht mögen? Das Fett tut Ihrem Herzen gut, das Eiweiß Ihren Muskeln und die Ansammlung an Vitaminen und Nährstoffen (Vitamin E, Mangan, Niacin) tut viel für den restlichen Körper. Der einzige Nachteil ist, dass Erdnussbutter extrem viele Kalorien enthält (geben Sie sich jedoch nicht mit den fettreduzierten Produkten ab – sie enthalten viele chemische Zusätze). Versuchen Sie daher, pro Smoothie nicht mehr als einen Esslöffel zu verwenden.

## Fettfreier Joghurt auf griechische Art

*(125 ml)*

**70 Kalorien, 0 g Fett, 5 g Zucker, 12 g Eiweiß**

Es gibt wahrscheinlich keine bessere Beigabe zu einem Smoothie als einen Löffel griechischen Joghurt. So bekommt der Smoothie nicht nur ein herrliches Volumen, sondern auch sehr viel Eiweiß und darmfreundliche Bakterien, egal welche Mischung Sie zubereiten. Warum griechisch? Weil die Griechen so schlau sind, die wässrige Molke abzuschöpfen, die der klassische Joghurt enthält, was ein cremigeres Produkt mit mehr als dem doppelten Eiweißgehalt ergibt, den man üblicherweise in den Danones und Landliebes der Milchproduktewelt findet. Wenn Sie unbedingt am üblichen Joghurt festhalten möchten, achten Sie darauf, dass er nicht aromatisiert ist. Wenn Sie sich für einen Joghurt mit Frucht- oder Vanillegeschmack entscheiden, können Sie ebenso gut Eiscreme nehmen.

## Honig *(1 EL)*

**64 Kalorien, 0 g Fett, 17 g Zucker**

Was Süßungsmittel betrifft, steht Honig auf der Liste weit oben, und zwar einfach wegen der Tatsache, dass er Ihnen für den vielen Zucker etwas zurückgibt, insbesondere eine Menge Phytonährstoffe mit antiviralen und antibakteriellen Eigenschaften. Von Zuckerzusatz in jeglicher Form ist dennoch bei der Zubereitung von Smoothies absolut abzuraten, verwenden Sie Honig daher sparsam, wenn überhaupt.

## Frische Minze/Frisches Basilikum (2 EL)

**2 Kalorien, 0 g Fett, 0 g Zucker**

So seltsam es klingen mag, die Zugabe von frischen Kräutern zu Smoothies ist ein winzig kleiner Trick, der jedoch bei richtiger Anwendung großartige Ergebnisse hervorbringt. Wenn Sie dann auch noch bedenken, dass frisches Basilikum krebsbekämpfende Carotinoide enthält und dass das in der Minze enthaltene Menthol das freie Atmen erleichtern und Verdauungsstörungen lindern kann, was brauchen Sie dann noch an weiterer Motivation? Basilikum passt gut zu Erdbeeren und Wassermelone, während Minze wunderbar mit Melone, Blaubeeren und Papaya harmoniert.

## Agavensirup (1 EL)

**60 Kalorien, 0 g Fett, 15 g Zucker**

Lassen Sie uns eindeutig festhalten: Solange Ihr Smoothie primär aus Obst besteht, gibt es keinen Grund, zusätzlichen Zucker zuzufügen. Sollten Sie dennoch danach greifen, nehmen Sie Agavensirup. Die Süße stammt in erster Linie aus einer Form von Fructose, dem Inulin, das Ihren Blutzucker nur gering beeinflusst. So wird nicht nur der gefürchteten Unterzuckerung vorgebeugt, sondern der Körper wird auch davon abgehalten, in den Fettspeichermodus zu schalten. Sie bekommen Agavensirup in Flaschen in den meisten Bioläden und Bio-Supermärkten.

# Zusätzliche Verstärkung

## Eiweißpulver (2 EL)

**104 Kalorien, 0 g Fett, 16 g Eiweiß**

Nein, Eiweißpulver ist nicht nur etwas für Muskelprotze. Dutzende von Studien haben hervorgehoben, wie wichtig es ist, als Erstes am Morgen Eiweiß aufzunehmen. Es hilft nicht nur, den Stoffwechsel in Gang zu setzen, sondern es hat sich gezeigt, dass es den ganzen Vormittag über die Konzentration fördert.

## Ballaststoffpulver (2 EL)

**35 Kalorien, 0 g Fett, 9 g Ballaststoffe**

Eine Dosis Ballaststoffe, häufig unter der Bezeichnung Flohsamenschalen im Handel (wegen der Samen, aus denen dieses Pulver gemahlen wird), bewirkt mehr, als nur einen gesunden Darm zu fördern. Ballaststoffe verlangsamen die Verdauung des Smoothies im Magen, was nicht nur bedeutet, dass Sie länger satt bleiben, sondern auch, dass der Fruchtzucker Ihren Blutzuckerspiegel weniger einschneidend beeinflusst.

## Fischöl (1 TL)

**41 Kalorien, 5 g Fett (davon 1 g gesättigt), 1084 g Omega-3-Fettsäuren**

Fischöl wurde von Heerscharen staunender Ernährungsberater über die Jahre hinweg heiliggesprochen, und dies mit gutem Grund. Die Flut an

Omega-3-Fettsäuren, die in Fischöl enthalten sind (das üblicherweise aus fettem Fisch wie Lachs und Sardinen hergestellt wird), ist vielleicht die vielseitigste bekannte Ernährungswaffe. Omega-3-Fettsäuren schützen unter anderem das Herz, bekämpfen Entzündungen, regen die Gehirnfunktionen an und senken den Blutdruck. Suchen Sie nach einer Marke mit zartem Aroma, die die gesamte Nährwertpalette enthält, ohne Ihren Smoothie wie eine Dose Sardinen schmecken zu lassen.

## Gemahlene Leinsamen *(2 EL)*

**80 Kalorien, 5 g Fett (davon 1 g gesättigt), 27 g Omega-3-Fettsäuren**

Diese Samen, die aus Flachs gewonnen und gemahlen werden, der in der Regel im Mittelmeerraum und im Mittleren Osten gedeiht, bilden eine Säule der Versorgung mit Omega-3-Fettsäuren. Überlegen Sie, Leinsamen unter die Haferflocken oder in den Joghurt zu rühren, wenn Sie jedoch nach dem einfachsten Weg suchen, um Leinsamen in Ihre Ernährung aufzunehmen, werfen Sie sie einfach mit in den Mixer.

## Weizengraspulver *(1¼ EL)*

**35 Kalorien**

Gibt es etwas, das Weizengras nicht bietet? Selbst diese kleine Menge enthält viele Ballaststoffe, Eiweiß, große Mengen an Vitamin A und K, Folsäure, Mangan, Jod und Chlorophyll, um nur einiges zu nennen. Sie müssen nicht wissen, was jeder einzelne Nährstoff Ihnen bringt. Es reicht zu wissen, dass ein Esslöffel davon dafür sorgt, dass Sie auf einem hohen Leistungsniveau arbeiten. Erhältlich ist das Pulver in diversen Internetshops.

# Smoothie-Rezepte

## Banane in Grün

- 1 sehr reife Banane
- 125 ml grüner Tee
- 125 ml Milch
- 1 EL Erdnussbutter
- 1 EL Agavensirup
- 1 Becher (250 ml) zerstoßenes Eis

Mit Eiweiß, gesundem Fett und Koffein ein perfekter Start in den Tag oder ein kalorienarmer Ersatz für einen Milchshake.

*311 Kalorien, 52 g Kohlenhydrate, 10 g Eiweiß, 4 g Ballaststoffe*

## Lila Monster

- 160 g Blaubeeren
- 80 g Erdbeeren
- 125 ml grüner Tee
- 125 ml griechischer Joghurt
- 3 oder 4 Eiswürfel
- 1 EL Leinsamen

Mit den Polyphenolen in den Blaubeeren und Erdbeeren und den Omega-3-Fettsäuren im Leinsamen kann man hier von einem echten Brainfood sprechen.

*248 Kalorien, 42 g Kohlenhydrate, 16 g Eiweiß, 9 g Ballaststoffe*

# Power in Orange

- 150 g TK-Mango
- 125 ml Karottensaft
- 125 ml grüner Tee
- 125 ml griechischer Joghurt
- 1 EL Eiweißpulver
- 125 ml Wasser

Das viele Orange bedeutet, dass dieses Getränk randvoll ist mit Carotinoiden, die die Sehkraft stärken und Krebs bekämpfen.

*218 Kalorien, 42 g Kohlenhydrate, 13 g Eiweiß, 7 g Ballaststoffe*

# Papaya-Beere

- 150 g TK-Papaya
- 120 g TK-Erdbeeren
- 125 ml Milch
- 125 ml grüner Tee
- 1 EL frische Minze

Multivitamine in flüssiger Form, mit viel Vitamin A und C, plus krankheitsbekämpfende Carotinoide und Lycopin.

*250 Kalorien, 52 g Kohlenhydrate, 16 g Eiweiß, 5 g Ballaststoffe*

# Ananas-Punch

- 150 g tiefgekühlte Ananas
- 125 ml griechischer Joghurt
- 125 ml Milch
- 125 ml grüner Tee

Wie eine tropische Insel im Glas. Ein Schuss Rum würde daraus tatsächlich einen fantastischen, gesunden Cocktail machen.

*215 Kalorien, 37 g Kohlenhydrate, 18 g Eiweiß, 4 g Ballaststoffe*

# Grüne Göttin

- ¼ Avocado, geschält und entsteint
- 1 reife Banane
- 1 EL Honig
- 125 ml grüner Tee
- 1 Portionslöffel Eiweißpulver
- ½ Becher (125 ml) zerstoßenes Eis
- Nach Belieben: 1 TL frisch gemahlener Ingwer

Ballaststoffe und Eiweiß bündeln hier ihre Kräfte, um in dieser unüblichen, aber leckeren Kreation den Hunger zu besiegen.

*300 Kalorien, 50 g Kohlenhydrate, 18 g Eiweiß, 6 g Ballaststoffe*

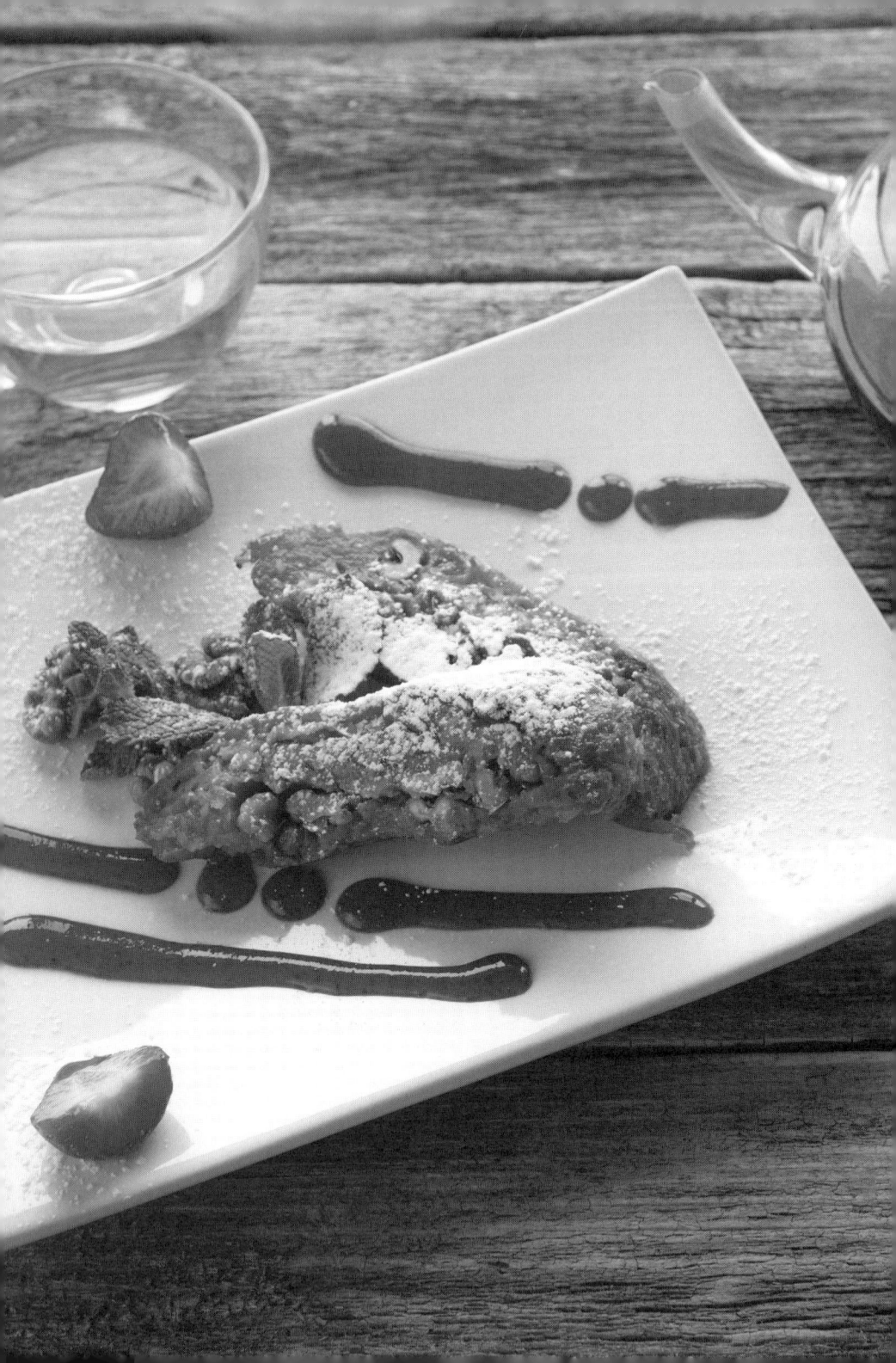

# 12

# »Tea Cleanse«-Essensplan & Rezepte

## EINFACHE REZEPTE, DIE IHRE ENTSCHLACKUNG MIT TEE ZUM ERFOLG MACHEN

Die meisten Entschlackungskuren sind eine ziemlich elende Angelegenheit und zwar hauptsächlich deswegen, weil man nichts essen darf. Aber ganz ehrlich, ich esse viel zu gerne, um jemals etwas so Extremes zu versuchen.

Und die gute Nachricht ist: Sie müssen das auch nicht. Diese siebentägige Entschlackung wird Kalorien aus Ihrem Tag streichen – wodurch Entzündungen, Völlegefühl und die Fettspeicherung zurückgehen –, doch Sie sollen nicht Hunger leiden. Studien zeigen tatsächlich, dass bestimmte Lebensmittel die Wirksamkeit der Catechine im Tee sogar noch steigern. Insbesondere zeigen Studien, dass bei Menschen mit niedrigem Serumalbumin – einem Eiweißtyp im Blut – auch die Werte der Catechine niedriger sind, der wirksamen Stoffe im Tee. Albumin ist essenziell für den Austausch von Flüssigkeiten und Nährstoffen zwischen dem

Blutstrom und den Körpergeweben. Das Essen von ausreichend fettarmem Eiweiß ist der Schlüssel dazu, diese Albuminwerte im Blut hoch zu halten.

Während ich eine Auswahl toller Rezepte mit aufgenommen habe, die Sie ausprobieren können – sowohl während der Entschlackung als auch in den Wochen und Monaten danach –, ist es mein Ziel, die kommenden sieben Tage äußerst einfach zu gestalten. Anstatt Sie also zu zwingen, bestimmten Rezepten zu folgen – so einfach sie auch sind –, habe ich eine einfache Auswahl an Eiweißen, Gemüse und stärkehaltigen Lebensmitteln für Sie zusammengestellt, aus der Sie wählen können. Nehmen Sie einfach von jeder Sorte eines und schon haben Sie ein perfektes Abendessen im Rahmen der Entschlackung mit Tee für einen flachen Bauch!

# Auswahl an Eiweiß

(Jeden Abend eines davon wählen)

## Fisch

150 g Filet pro Person.

(Ergibt nach dem Garen eine Portion von 85–110 Gramm.)

### ALASKA-LACHS AUS WILDFANG

➜ Mit wenig natriumarmer Sojasauce und Teriyakisauce beträufeln. Frischen Ingwer, Knoblauch und Ananas für zusätzlichen Nährstoffgehalt dazugeben.

➜ Bei 200 °C etwa 15 Minuten im Ofen backen.

*200 Kalorien, 21 g Eiweiß, 11 g Fett*

## PAZIFISCHER/ALASKISCHER WILDHEILBUTT

→ Mit Honig und Dijon-Senf einpinseln, Zitronenscheiben darüber ausdrücken und diese auf dem Fisch liegen lassen.

→ Fest verpackt in Alufolie auf einem Backblech im Backofen bei 200 °C 15 Minuten backen oder das Folienpaket grillen, bis das Einstichthermometer eine Innentemperatur von 60–62 °C anzeigt.

*115 Kalorien, 22 g Eiweiß, 2,5 g Fett*

## REGENBOGENZUCHTFORELLE

→ Mit Olivenöl einpinseln, mit den Lieblingsgewürzen einreiben (z. B. italienische Gewürzmischung), salzen und pfeffern, frischen Zitronensaft darüber auspressen.

→ Im vorgeheizten Backofen von jeder Seite 4–5 Minuten grillen.

*117 Kalorien, 18 g Eiweiß, 4,6 g Fett*

# Huhn

(Hähnchenbrusthälften ohne Haut, pro Person eine Hälfte.)

*170 Kalorien, 25 g Eiweiß, 7 g Fett pro 85 g gegartes Fleisch*

## SALSA CHICKEN

→ Das Hähnchenfleisch in eine Backform legen, mit Lieblings-Salsa begießen, so dass das Fleisch bedeckt ist.

→ 120 g schwarze Bohnen und 120 g Mais zugeben für mehr Nährwert.

→ Bei 190 °C 30–40 Minuten backen.

## MARINIERTES HÄHNCHEN

→ Das Hähnchenfleisch 30–60 Minuten in einer Vinaigrette wie Balsamico, Himbeeressig etc. marinieren.

→ Mit frischen oder getrockneten Kräutern wie Rosmarin oder Thymian oder in dünne Scheiben geschnittenem Knoblauch bestreuen.

→ Bei 190 °C 30–40 Minuten backen.

# Eier

*70 Kalorien, 5 g Fett, 6 g Eiweiß pro Ei*

## DINNER FRITTATA

→ 2 Eier mit 2 Esslöffeln Milch (2% Fettgehalt), einer Prise getrockneten Kräutern, Salz und Pfeffer verquirlen.

→ 80 g gehacktes Lieblingsgemüse unterrühren, wie Paprika, Tomate, Brokkoli oder

→ 2 Teelöffel Butter in einer kleinen Pfanne erhitzen, die Eiermischung in die Pfanne gießen und bei schwacher bis mittlerer Hitze 8–10 Minuten garen.

## EGG WRAP

→ Auf einem Wrap 2 pochierte Eier oder Rühreier, Avocadoscheiben und frisches Salsa verteilen.

→ Mit Koriandergrün und Tabascosauce abschmecken.

# Gemüse-Auswahl

Brokkoli gedünstet oder geröstet, 100 g
*21 Kalorien, 2,7 g Ballaststoffe*

Spargel gedünstet oder geröstet, 100 g
*13 Kalorien, 1,3 g Ballaststoffe*

Paprika gedünstet oder geröstet, 100 g
*28 Kalorien, 1,2 g Ballaststoffe*

Roher gehackter junger Grünkohl, 100 g
*45 Kalorien, 4,2 g Ballaststoffe, 4,3 g Eiweiß*

Roher Baby-Spinat, 100 g
*22 Kalorien, 1,8 g Ballaststoffe, 2,8 g Eiweiß*

Rosenkohl halbiert und sautiert oder geröstet, 100 g
*30 Kalorien, 4 g Ballaststoffe, 3,8 g Eiweiß*

Zucchini/Gelber Sommerkürbis sautiert oder geröstet, 100 g
*22 Kalorien, 1,2 g Ballaststoffe, 2,1 g Eiweiß*

# Auswahl an stärkehaltigen Lebensmitteln

Quinoa 100 g, gekocht
*145 Kalorien, 2,2 g Fett, 3 g Ballaststoffe, 6,4 g Eiweiß*

Brauner Reis 100 g, gekocht
*133 Kalorien, 0,7 g Fett, 2,8 g Ballaststoffe, 3,2 g Eiweiß*

Süßkartoffel 100 g, gebacken
*96 Kalorien, 3 g Ballaststoffe, 2 g Eiweiß*

Dinkel 100 g, gekocht
*151 Kalorien, 1,2 g Fett, 4,6 g Ballaststoffe, 5,3 g Eiweiß*

Bulgurweizen 100 g, gekocht
*121 Kalorien, 0,7 g Fett, 4,2 g Eiweiß*

Kichererbsen 100 g, gekocht
*119 Kalorien, 1,6 g Fett, 4,6 g Ballaststoffe, 8,9 g Eiweiß*

Edamame 100 g, enthülst und gekocht
*122 Kalorien, 5 g Fett, 5 g Ballaststoffe, 11,1 g Eiweiß*

Das dürfte genügen, oder? Wenn Sie jedoch tiefer in die Möglichkeiten Ihrer Küche eintauchen möchten, versuchen Sie, eines der nachfolgenden spannenden Gerichte zu zaubern.

## OMELETTE MIT SCHWARZEN BOHNEN

Warum sollten Sie Ihr sauer verdientes Geld für etwas ausgeben, dass Ihnen dann schwer im Magen liegt, wenn Sie zu Hause in rund 10 Minuten etwas Besseres, Gesünderes und Preiswerteres zubereiten können? Diese Frage stellt sich bei vielen Gerichten im Restaurant und ist nie relevanter als bei Omelettes. Was würden Sie vorziehen: ein Spinat-Omelette für 10 € mit beinahe 1000 Kalorien oder eines für 1,30 € mit einer Füllung aus schwarzen Bohnen und Käse mit 330 Kalorien?

### SIE BRAUCHEN

- 1 Dose (400–450 g) schwarze Bohnen, abgetropft
- Saft von 1 Limette

- ¼ TL Kreuzkümmel
- Scharfe Sauce nach Geschmack
- 8 Eier
- Salz und Pfeffer nach Geschmack
- 75 g Fetakäse, plus mehr zum Servieren
- Salsa aus der Flasche
- Avocadoscheiben (nach Belieben)

## ZUBEREITUNG

→ Die schwarzen Bohnen, den Limettensaft, Kreuzkümmel und et-was scharfe Sauce in der Küchenmaschine verarbeiten, bis die Masse die Konsistenz von Bohnenmus hat. Bei Bedarf etwas Was-ser zugeben.

→ Eine kleine beschichtete Pfanne mit Antihaft-Kochspray besprühen oder etwas Butter oder Olivenöl hineingeben und bei mittlerer Flam-me erhitzen. Zwei Eier in eine Schüssel aufschlagen und mit etwas Salz und Pfeffer verquirlen. Die Eier in die Pfanne geben, mit einem Spatel kurz rühren, dann bereits gestocktes Ei anheben, damit noch flüssiges Ei darunterfließen kann. Wenn die Eier fast gestockt sind, ein Viertel der Bohnenmischung und 2 Esslöffel Feta in die Mitte geben. Mit dem Spatel ein Drittel des Omelettes über die Mischung schlagen. Das Omelette anschließend vorsichtig auf einen Teller gleiten lassen, dabei im letzten Moment mit dem Spatel umschlagen, so dass ein voll-ständig zusammengeklapptes Omelette auf dem Teller liegt.

→ Mit den restlichen Zutaten wiederholen, bis vier Omelettes fertig sind. Mit Salsa und nach Belieben mit Avocadoscheiben garnieren und mit zerbröckeltem Feta bestreuen.

**FÜR 4 PORTIONEN**

*330 Kalorien, 8 g Fett (davon 6 g gesättigt), 480 mg Natrium*

## *SESAM-NUDELN MIT HÜHNCHEN*

Italiener werden vielleicht vor Schreck zusammenzucken, aber Nudeln stammen ursprünglich aus Asien. 2005 entdeckten Archäologen die wohl älteste dokumentierte Schüssel mit Nudeln, die etwa 4000 Jahre alt ist (leider wurde kein Wort darüber verloren, mit welcher Sauce sie angemacht waren). Hier geht es nur darum, dass eine Packung Fettuccine manchmal für ein asiatisches Gericht ebenso gut geeignet ist wie für ein italienisches Pasta-Gericht. Stellen Sie sich dieses Rezept wie einen Salat vor, die Nudeln ersetzen dabei den Blattsalat. Fügen Sie etwas Eiweiß hinzu und so viel oder wenig Gemüse, wie Sie mögen, und machen Sie das Ganze mit einem leichten, aber wirksamen Dressing an. Es ist die Krönung von viertausend Jahren Nudelwissen (na ja, vielleicht nicht ganz, aber es ist auf jeden Fall unglaublich lecker).

### SIE BRAUCHEN

- 170 g Weizenvollkorn-Fettuccine
- 2 TL geröstetes Sesamöl, plus mehr für die Nudeln
- Saft von 1 Limette
- 2 EL warmes Wasser
- 1½ EL stückige Erdnussbutter
- 1½ EL natriumarme Sojasauce
- 2 TL Chilisauce wie Sriracha
- 320 g gekochtes Hähnchenfleisch, zerkleinert
- 1 rote oder gelbe Paprika, in Scheiben geschnitten
- 320 g Zuckerschoten

- 160 g Edamame, gekocht und enthülst (nach Belieben)
- Gehackte Erdnüsse, Sesamsamen oder gehackte Lauchzwiebeln (nach Belieben)

## ZUBEREITUNG

- Einen großen Topf mit Salzwasser aufkochen und die Nudeln darin nach Packungsanweisung kochen. Die Nudeln abgießen und in einer großen Schüssel mit etwas Sesamöl schwenken, damit sie nicht zusammenkleben.
- Limettensaft, Wasser, Erdnussbutter, Sojasauce, Chilisauce und Sesamöl in einer für die Mikrowelle geeigneten Schüssel mischen. 45 Sekunden in die Mikrowelle stellen, dann zu einer Sauce verrühren.
- Die Sauce zu den Nudeln geben und alles mischen. Hähnchenfleisch, Paprika, Zuckerschoten und, falls verwendet, Edamame zugeben. Die einzelnen Portionen nach Belieben mit Erdnüssen, Sesamsamen oder Lauchzwiebeln garnieren.

## FÜR 4 PORTIONEN

*340 Kalorien, 11 g Fett (davon 2 g gesättigt), 400 mg Natrium*

## *GEGRILLTER GEMÜSE-WRAP*

Gibt es das? Einen wirklich gesunden Wrap? Ich habe immer wieder bestürzt beobachtet, wie einer nach dem anderen hereingelegt wird und glauben gemacht wird, ein Wrap sei eine Art Abnehm-Wunderwaffe. Leider ziehen Imbissbuden und Restaurants ihren Vorteil aus diesem Ruf und packen Tortillas in der Größe einer Frisbee-Scheibe mit Käse, Bacon, Ranch-Dressing und weiteren kalorienreichen Zutaten voll. Sogar mit etwas Ziegenkäse und Balsamico-Mayo verdient sich dagegen der folgende Wrap sein Gesundheitssiegel durch die niedrige Kalorienzahl und die üppige Gemüsefüllung.

**SIE BRAUCHEN**

- 12 Stangen Spargel, holzige Enden abgeschnitten
- 2 Riesenchampignons
- 1 rote Paprika, halbiert, Kerne und Stiel entfernt
- 1 EL Olivenöl
- Salz und schwarzer Pfeffer nach Geschmack
- 2 EL Olivenöl-Mayonnaise
- 1 EL Aceto balsamico
- 1 Knoblauchzehe, in dünne Scheiben geschnitten
- 4 große Spinat- oder Vollkornweizentortillas oder Wraps
- 250 g Rucola, Babyspinat oder gemischtes junges Blattgemüse
- 110 g zerbröckelter Ziegen- oder Fetakäse

**ZUBEREITUNG**

- Einen Grill vorheizen. In einer großen Schüssel Spargel, Pilze und Paprika mit dem Olivenöl und Salz und Pfeffer mischen. Das Gemüse auf den heißesten Teil des Grills legen und unter gelegentlichem

Wenden grillen, bis es leicht verschmort und weich ist. Der Spargel sollte dabei am wenigsten Zeit brauchen (etwa 5 Minuten), die Paprika am längsten (etwa 10 Minuten). Alternativ können Sie das Gemüse auch 10–12 Minuten bei 230 °C im Backofen rösten. Die Pilzköpfe in dünne Streifen schneiden. Die verschmorte Haut nach Möglichkeit von der Paprika abziehen, die Paprika anschließend in Scheiben schneiden.

- Mayonnaise, Essig und Knoblauch gründlich mischen. Die Tortillas auf dem Grill oder in der Mikrowelle 30 Sekunden erhitzen. Jede Tortilla in der Mitte mit Balsamico-Mayo bestreichen, anschließend mit dem Blattgemüse und dem Käse belegen. Das gegrillte Gemüse auf die Tortillas verteilen und diese anschließend eng aufrollen und jeden Wrap in der Mitte durchschneiden.

## FÜR 4 PORTIONEN

*240 Kalorien, 13 g Fett (davon 3,5 g gesättigt), 450 mg Natrium*

# AVOCADO-KRABBEN-SALAT

Krabben tauchen in der Küche nicht so häufig auf, wenn man sie jedoch verwendet, will man sie möglichst unverfälscht lassen. Warum sollte man sonst Geld für eine so köstliche Zutat ausgeben? Mit Ausnahme der Krabbenfischer Marylands kennt sich mit Krabben niemand besser aus als die Köche Südostasiens, daher folgt dieses Rezept ihrem Fachwissen: Gurken und Zwiebel für die Knackigkeit, Chilis für die Schärfe und etwas Fisch- oder Sojasauce für die pikante Note. Eine Avocadohälfte bildet das perfekte Gefäß für diesen Salat, ihre reichhaltige cremige Konsistenz hebt die Süße der Krabben noch hervor.

## SIE BRAUCHEN

- 1 Dose (220 g) Krabbenfleisch, abgetropft
- 110 g gewürfelte, entkernte und geschälte Gurke
- 30 g rote Zwiebel, in dünne Scheiben geschnitten
- 20 g gehacktes frisches Koriandergrün
- 1 Jalapeño-Chili (vorzugsweise rot), in dünne Scheiben geschnitten
- 1 EL Fischsauce (zur Not geht auch Sojasauce)
- 1 EL Zucker
- Saft von 1 Limette
- Salz
- 4 kleine Hass-Avocados, halbiert und entsteint
- 1 Limette, geviertelt

## ZUBEREITUNG

- Krabbenfleisch, Gurke, Zwiebel, Koriander, Jalapeño, Fischsauce, Zucker und Limettensaft in eine Rührschüssel geben. Vorsichtig alles zusammenrühren, dabei darauf achten, dass die größeren

Krabbenstücke nicht zerfallen. Das Fruchtfleisch der Avocado leicht salzen, dann die Krabbenmischung auf die acht Hälften verteilen, das heißt direkt in die Mulden füllen, die durch das Entsteinen entstanden sind. Mit den Limettenvierteln servieren.

## FÜR 4 PORTIONEN

*355 Kalorien, 25 g Fett (davon 4 g gesättigt), 550 mg Natrium*

## CHINESE CHICKEN SALAD

Chinese Chicken Salad ist eines der ultimativen Gerichte der Fusions-küche. Dieses östlich inspirierte Gericht wurde von einem österreichischen Koch (Wolfgang Puck) in Beverly Hills bekannt gemacht (in den 1980er-Jahren in seinem Restaurant *Spago*). Wie verschiedenartig seine Herkunft auch sein mag, der Chinese Chicken Salad ist unbestreitbar einer der beliebtesten – und allgegenwärtigsten – Salate in Amerika, der auf Speisekarten von Vier-Sterne-Restaurants ebenso zu finden ist wie in Schnellrestaurants. Die meisten Versionen sind unter Ernährungsgesichtspunkten leider ein Desaster, sie ertrinken in zu viel Dressing und zu vielen gebratenen Nudeln. Diese leichtere Version entspricht Wolfgang Pucks ursprünglicher Inspiration und hat nur etwa ein Drittel der Kalorien.

**SIE BRAUCHEN**

- 1 Kopf Chinakohl
- ½ Kopf Rotkohl
- ½ EL Zucker
- 320 g gehacktes oder zerpflücktes gekochtes Hähnchenfleisch (frisch gegrillt oder von einem fertig gekauften Brathähnchen)
- 80 ml fertige asiatische Vinaigrette
- 60 g frische Koriandergrünblätter
- 1 kleine Dose Mandarinorangen (200–300 g), abgetropft
- 35 g Mandelblättchen
- Salz und schwarzer Pfeffer nach Geschmack

## ZUBEREITUNG

→ Die Kohlsorten der Länge nach halbieren und jeweils den Strunk entfernen. Den Kohl in dünne Streifen schneiden. In einer großen Schüssel mit dem Zucker mischen.

→ Kaltes Hähnchenfleisch mit ein paar Esslöffeln Vinaigrette in einer für die Mikrowelle geeigneten Schüssel mischen und in der Mikrowelle mit 50% Leistung erwärmen. Zusammen mit dem Koriander, den Mandarinorangen, Mandeln und der restlichen Vinaigrette zum Kohl geben. Alles gut mischen. Salzen und pfeffern.

## FÜR 4 PORTIONEN

*380 Kalorien, 21 g Fett (davon 3,5 gesättigt), 23 g Kohlenhydrate*

## ASIATISCHE RINDFLEISCH-NUDELSUPPE

Bei Suppen, die als vollwertige Mahlzeit dienen, kommt nichts der asiatischen Küche gleich. Von den dicken, vollmundigen Ramen Japans über die dunklen, sättigenden Rindfleisch-Nudelsuppen Chinas bis zu den gewürzintensiven Pho-Suppen Vietnams scheint der gesamte Kontinent die Kunst zu beherrschen, ein paar Stücke Fleisch und Gemüse in ein magisches Esserlebnis zu verwandeln. Die folgende, im Slow Cooker (Crockpot) zubereitete Suppe hat alle drei zum Vorbild. Sie kombiniert eine reichhaltige, mit Ingwer und Soja gewürzte Brühe mit butterweichem Rindfleisch, einem Gewirr elastischer Nudeln und – für eine frische Note, die gut zu den dunklen passt – viel frischem Pak Choi. Dies ist keine Vorspeisensuppe, sondern eine vollständige Mahlzeit.

**SIE BRAUCHEN**

- ½ EL Erdnuss- oder Rapsöl
- 700 g Rinderschulter, in 1,3 cm große Stücke geschnitten
- Salz und Pfeffer nach Geschmack
- 960 ml natriumarme Rinderbrühe
- 1440 ml Wasser
- 60 ml natriumarme Sojasauce
- 2 mittelgroße Zwiebeln, grob gehackt
- 4 Knoblauchzehen, geschält
- 2,5 cm frischer Ingwer, geschält und klein geschnitten
- 4 ganze Sternanis
- 340 g japanische Udon-Nudeln, Reisnudeln oder Fettuccine
- 1 Kopf Pak Choi, die Blätter in ca. 2,5 cm große Stücke gehackt, die Stiele in dünne Scheiben geschnitten

- Frische Koriandergrünblätter und/oder frische Basilikumblätter, zum Garnieren
- Sriracha- und/oder Hoisinsauce zum Servieren

## ZUBEREITUNG

→ Das Öl in einem großen Topf auf starker Flamme erhitzen. Das Rindfleisch rundherum salzen und pfeffern. Das Rindfleisch, bei Bedarf portionsweise, von allen Seiten 3–4 Minuten scharf anbraten, bis es gebräunt ist. In einen Slow Cooker (Crockpot) umfüllen, Brühe, Wasser, Sojasauce, Zwiebeln, Knoblauch, Ingwer und Sternanis zugeben. Zugedeckt auf niedriger Stufe 6 Stunden kochen, bis das Rindfleisch sehr zart ist (oder alles in einem Topf bei sehr niedriger Temperatur 2–3 Stunden köcheln lassen).

→ Wenn das Fleisch beinahe fertig ist, die Nudeln nach Packungsanleitung zubereiten. Den Pak Choi in die Suppe geben und in etwa 10 Minuten weich köcheln. Mit Salz (falls überhaupt nötig) und reichlich schwarzem Pfeffer nach Geschmack würzen. Die Nudeln auf 8 große Suppenschüsseln verteilen. In jede Schüssel Brühe mit einer üppigen Portion Rindfleisch und Pak Choi austeilen. Mit Koriandergrün und Basilikum (falls verwendet) garnieren und mit Sriracha- und/oder Hoisinsauce servieren.

## FÜR 8 PORTIONEN

*350 Kalorien, 8 g Fett (davon 2 g gesättigt), 550 mg Natrium*

## *THAI RINDFLEISCH-KOPFSALAT-WRAPS*

In den asiatischen Kulturen ist seit Hunderten (wenn nicht sogar Tausenden) von Jahren bekannt, dass das Einwickeln von Zutaten in Salatblätter eine tolle Sache für einen Snack oder eine Mahlzeit ist. Zu schade nur, dass diese Idee dem Gastgewerbe in die Fänge geraten ist. Nun sind Wraps eine überdrehte Angelegenheit, bei der eine Vorspeise mit so vielen Kalorien befrachtet ist, wie man sie bei einer kompletten Mahlzeit zu sich nehmen sollte. Betrachten Sie diese vietnamesisch inspirierte Version als köstliche, gesunde und geschmacksintensive Rückkehr zu den bescheidenen Wurzeln der Wraps.

### SIE BRAUCHEN

- 340 g Flanken-, Bauchlappen- oder Lendensteak
- Salz und schwarzer Pfeffer nach Geschmack
- 1 EL scharfe Sauce (vorzugsweise Sriracha)
- 2 EL Fischsauce
- Saft von 1 Limette, plus Limettenspalten zum Garnieren
- 1 Jalapeño-Chili, in dünne Scheiben geschnitten
- ½ rote Zwiebel, in dünne Scheiben geschnitten
- 30 g gehacktes frisches Koriandergrün
- 1 Karotte, gerieben
- 1 Kopfsalat, Blätter getrennt

### ZUBEREITUNG

→ Den Grill kräftig anheizen oder eine Grillpfanne bei hoher Temperatur mindestens 5 Minuten erhitzen. Das Steak salzen und pfeffern und auf den Grill legen. Von jeder Seite etwa 4 Minuten grillen, bis es bei Berührung fest, aber nachgiebig ist. 5 Minuten ruhen lassen.

→ Die scharfe Sauce, die Fischsauce und den Limettensaft in einem kleinen Topf bei schwacher Hitze mischen.

→ Das Steak dünn aufschneiden (bei einem Flanken- oder Bauchlappensteak darauf achten, quer zur Faser zu schneiden) und mit der Hälfte der warmen Sauce beträufeln. Jalapeño- und Zwiebelscheiben, Koriander, Karotte und Kopfsalatblätter mit den Limettenspalten und der Sauce bereitstellen. Die Blätter wie Tortillas verwenden, um die Steakscheiben mit den übrigen Zutaten zu Wraps zu rollen.

## FÜR 2 PORTIONEN

*290 Kalorien, 8 g Fett (davon 3 g gesättigt), 1020 mg Natrium*

## ZUCCHINI CARBONARA

Spaghetti carbonara sind die italienische Art, Speck und Eier zu verarbeiten, Futter für die Seele vom Feinsten: einfach, schlicht, wohltuend. Das einzige Problem dabei ist, dass ein Berg Pasta mit Speck keinen Ernährungspreis gewinnen wird. Bedenkt man dann noch, dass die meisten Restaurants das Gericht noch in Sahne ertränken – in Italien ein Unding –, wird alles noch schlimmer. Damit dieses Gericht leichter wird, haben wir eine ordentliche Menge Zucchini zugegeben, in lange dünne Streifen geschnitten, um die Form der Pasta zu imitieren und damit die Gesamtmenge Nudeln zu reduzieren. Abgesehen davon, dass die Kalorienzahl dadurch zurückgeht, bringen die Zucchini diesem Klassiker eine pikante Süße, die sehr überzeugend ist. (Besser jedoch keinem Italiener erzählen, okay?)

**SIE BRAUCHEN**

- 280 g Spaghetti
- 6 Scheiben Bacon, in 1,5 cm große Stücke geschnitten
- 1 mittelgroße gelbe Zwiebel, gewürfelt
- 1 große Zucchini, in lange schmale Streifen geschnitten
- 2 Knoblauchzehen, in Scheiben geschnitten
- Salz und schwarzer Pfeffer nach Geschmack
- 2 Eier
- Pecorino oder Parmesan zum Reiben
- 1 Handvoll gehackte frische Petersilie

## ZUBEREITUNG

→ Einen großen Topf mit Salzwasser aufkochen. Die Pasta darin al dente kochen (in der Regel 30 Sekunden bis 1 Minute kürzer als auf der Packung angegeben).

→ Während die Nudeln kochen, eine große Bratpfanne auf mittlerer Flamme erhitzen. Den Bacon darin etwa 5 Minuten knusprig braten und dann auf einem mit Küchenpapier ausgelegten Teller abtropfen lassen. Das Fett in der Pfanne bis auf einen dünnen Film wegschütten. Zwiebel, Zucchini und Knoblauch 5–7 Minuten darin anbraten, bis alles weich und leicht gebräunt ist. Den Bacon wieder dazugeben und mit wenig Salz und reichlich grobem schwarzem Pfeffer würzen.

→ Die Nudeln abgießen und abtropfen lassen, etwas von dem Kochwasser in einer Kaffeetasse auffangen. Die Pasta direkt in die Bratpfanne geben und alles schwenken. So viel von dem Nudelkochwasser in die Pfanne geben, dass die Nudeln leicht befeuchtet sind. Vom Herd nehmen und die beiden Eier direkt in die Nudeln schlagen. Mit einer Nudelzange oder zwei Gabeln alles gleichmäßig verteilen. Die Pasta auf vier vorgewärmte Schüsseln oder Teller verteilen und mit geriebenem Käse und Petersilie bestreuen.

## FÜR 4 PORTIONEN

*370 Kalorien, 8 g Fett (davon 3 g gesättigt), 960 mg Natrium*

## HONIG-SENF-LACHS

Viele Menschen betrachten frischen Fisch als eine Angelegenheit für Restaurants, als ein Lebensmittel, dessen Zubereitung man am besten geschickten Profis überlässt. Allerdings können Fischgerichte im Restaurant zu einer absolut hochkalorischen Angelegenheit werden. Warum also für ein Essen Geld ausgeben und den Kaloriezähler hochtreiben, wenn Sie diese Mahlzeit zu Hause in kürzerer Zeit selbst zubereiten können, als Sie sie im Restaurant serviert bekommen? Wenn Sie zudem die Hoffnung haben, ein Kind jemals für Fisch begeistern zu können, könnte diese in drei Minuten zubereitete Sauce (die auch wunderbar zu Krabben, Jakobsmuscheln und Hühnchen passt) der Schlüssel dazu sein.

### SIE BRAUCHEN

- 1 EL Butter
- 1 EL brauner Zucker
- 2 EL Dijon-Senf
- 1 EL Honig
- 1 EL Sojasauce
- ½ EL Olivenöl
- Salz und schwarzer Pfeffer nach Geschmack
- 4 Lachsfilets (à 170 g)

### ZUBEREITUNG

→ Den Backofen auf 200 °C vorheizen. Butter und braunen Zucker in einer Schüssel mischen und 30 Sekunden in der Mikrowelle erhitzen, bis beides zusammengeschmolzen ist. Senf, Honig und Sojasauce unterrühren.

→ Das Öl in einer ofenfesten Pfanne auf starker Flamme erhitzen. Den Lachs salzen und pfeffern und mit der Fleischseite nach unten in die Pfanne legen. 3–4 Minuten braten, bis er gut gebräunt ist, dann wenden. Mit der Hälfte der Glasur bestreichen und die Pfanne etwa 5 Minuten in den Backofen stellen, bis der Lachs fest und flockig ist (das weiße Eiweiß soll noch nicht herauslaufen). Herausnehmen und den Lachs erneut mit Honig-Senf-Mischung bestreichen.

## FÜR 4 PORTIONEN

*370 Kalorien, 21 g Fett (davon 6 g gesättigt), 530 mg Natrium*

# HEILBUTT IM BEUTEL GEGART

Ein Stück Heilbutt zählt zu den gesündesten Lebensmitteln der Welt. Ein Stück Heilbutt, das in Butter schwimmt und den halben Tagesbedarf an Natrium enthält, sicher nicht. Dieses Rezept verwendet eine einfache – aber häufig übersehene – Methode und eine Handvoll wirksamer Geschmackszutaten, um eine der am perfektesten ausgewogenen Mahlzeiten im ganzen Buch entstehen zu lassen.

## SIE BRAUCHEN

- 2 Heilbuttfilets oder Filets von einem anderen Weißfisch (à 140 g)
- 1 Glas (220 g) marinierte Artischockenherzen, abgetropft
- 160 g Kirschtomaten
- 2 EL gehackte Kalamata-Oliven
- ½ mittelgroße Fenchelknolle, in dünne Scheiben geschnitten
- 1 Zitrone, eine Hälfte in dünne Scheiben geschnitten, die andere Hälfte in Spalten
- ½ EL Olivenöl
- 60 ml trockener Weißwein
- Salz und schwarzer Pfeffer nach Geschmack

## ZUBEREITUNG

→ Den Backofen auf 200 °C vorheizen.

→ Zwei große Blätter Pergamentpapier oder Alufolie nehmen, jeweils in die Mitte ein Fischfilet legen und gleichmäßig mit Artischocken, Tomaten, Oliven, Fenchel und Zitronenscheiben belegen. Mit dem Olivenöl und dem Wein beträufeln, salzen und pfeffern. Das Papier oder die Folie über dem Fisch zusammenfalten und die Ränder eng zusammenrollen, so dass ein dicht schließender Beutel entsteht.

Es ist wichtig, dass die Päckchen dicht verschlossen sind, damit der im Inneren entstehende Dampf nicht entweichen kann.

➜ Die Beutel auf ein Backblech legen und in der Mitte des Ofens 20–25 Minuten backen, abhängig von der Dicke des Fisches. Mit den Zitronenspalten servieren.

## FÜR 2 PORTIONEN

*300 Kalorien, 8 g Fett (davon 1 g gesättigt), 870 mg Natrium*

# SOMMERROLLE MIT SHRIMPS UND MANGO

Die Sommerrolle, nicht zu verwechseln mit den frittierten Frühlings-rollen, ist ein hervorragendes Beispiel dafür, wie man aus ein paar ge-sunden, relativ langweiligen Zutaten mit Sorgfalt etwas auf den Teller zaubern kann, was im Ergebnis großartiger ist als die Summe der Einzel-teile. Die Kombination von Shrimps, süßer Mango und knackigen roten Paprikastreifen sorgt für ein wirklich gutes Essen. Sobald Sie die einfa-che Wickeltechnik beherrschen, können Sie mit der Füllung nach Lust und Laune experimentieren.

## SIE BRAUCHEN

- 1 EL stückige Erdnussbutter
- 1 EL Zucker
- ½ EL Fischsauce
- ½ EL Reisweinessig, plus mehr für die Nudeln
- 55 g Vermicelli- oder dünne Reisnudeln (auch Capellini oder Engel-haarnudeln eignen sich)
- 8 Blatt Reispapier
- 225 g gekochte mittelgroße Shrimps, jeweils halbiert
- ½ rote Paprika, in dünne Scheiben geschnitten
- 1 Mango, geschält, entsteint und in dünne Streifen geschnitten
- 4 Frühlingszwiebeln, in dünne Streifen geschnitten
- 30 g Koriandergrün- oder Minzblätter

## ZUBEREITUNG

→ Erdnussbutter, Zucker, Fischsauce und Essig mit 1 Esslöffel war-mem Wasser gründlich mischen. Die entstandene Erdnusssauce beiseite stellen.

→ Die Nudeln nach Packungsanleitung kochen. Abgießen und mit wenig Essig schwenken, damit sie nicht zusammenkleben.

→ Ein Blatt Reispapier wenige Sekunden in eine Schüssel mit warmem Wasser tauchen, bis es weich und biegbar ist. Das Papier auf ein Schneidbrett legen. Mit Nudeln, 3 oder 4 Shrimpshälften, Paprika, Mango, Frühlingszwiebel und ein paar ganzen Korianderblättern belegen, dabei an jedem Ende 1,5 cm frei lassen. Die Enden des Reispapiers zur Mitte falten, dann eng aufrollen wie ein Burrito. Mit den übrigen 7 Blättern Reispapier wiederholen. Mit der Erdnusssauce servieren.

**FÜR 4 PORTIONEN**

*270 Kalorien, 3,5 g Fett (0 g gesättigt), 390 mg Natrium*

## SCHARF ANGEBRATENER GELBFLOSSEN-THUNFISCH MIT INGWER-LAUCHZWIEBEL-SAUCE

Ich liebe Gelbflossen-Thunfisch sehr wegen seines hohen Gehalts an magerem Eiweiß und herzstärkenden, das Gehirn anregenden Omega-3-Fettsäuren. Was ich jedoch am meisten an diesem Fisch liebe, ist die Tatsache, dass selbst ein Küchenneuling ihn in weniger als 5 Minuten perfekt zubereiten kann. Alles, was Sie dazu brauchen, ist eine Pfanne, die auf starker Flamme erhitzt wird, ein Schuss Öl und etwas Salz und Pfeffer. Ich gebe noch Pak choi dazu, um das Gericht nahrhafter und gehaltvoller zu machen, es eignet sich jedoch jedes Grüngemüse (Spinat, Brokkoli, Spargel). Keinesfalls die Ingwer-Frühlingszwiebel-Sauce weglassen, ein allgegenwärtiges Würzmittel in Chinatown, das sogar noch aus einem Paar alter Socken eine denkwürdige Mahlzeit zaubern würde.

### SIE BRAUCHEN

- 1 Bund Lauchzwiebeln, Enden abgeschnitten, fein gehackt
- 2 EL frischer Ingwer, geschält und gerieben
- 1 EL natriumarme Sojasauce
- 3 EL Erdnussöl
- 1 EL Reisweinessig
- 450 g Gelbflossen- oder andere hochwertige Thunfischsteaks
- Salz und Pfeffer nach Geschmack
- 220 g Shiitake-Pilze, Stiele entfernt, in Scheiben geschnitten
- 450 g junger Pak Choi, Stiele entfernt

## ZUBEREITUNG

→ Lauchzwiebeln, Ingwer, Sojasauce, 2 Esslöffel Öl und den Essig in einer Schüssel gründlich mischen. Beiseite stellen. (Es ist durchaus ratsam, dies bereits einige Zeit vorher zu machen und die Mischung in den Kühlschrank zu stellen. Schon 30 Minuten reichen, damit sich die Aromen schön verbinden.)

→ Das restliche Öl in einer großen Gusseisen- oder Bratpfanne erhitzen. Den Thunfisch großzügig salzen und reichlich pfeffern. Wenn das Öl leicht zu rauchen anfängt, den Thunfisch in die Pfanne legen und von jeder Seite 2 Minuten kräftig anbraten, bis er gut gebräunt ist. Herausnehmen.

→ Während der Thunfisch ruht, die Shiitake-Pilze in dieselbe heiße Pfanne geben (falls die Pfanne trocken ist, noch einen Spritzer Öl hineingeben). Die Pilze 2–3 Minuten leicht anbräunen, dann den Pak Choi zugeben. Weitere 2–3 Minuten anbraten, bis der Pak Choi leicht zusammenfällt. Mit Salz und Pfeffer abschmecken.

→ Den Thunfisch in dicke Streifen schneiden. Pak Choi und Pilze auf vier vorgewärmte Teller verteilen. Mit Thunfischstreifen belegen, dann mit der Ingwer-Lauchzwiebel-Sauce beträufeln.

## FÜR 4 PORTIONEN

*301 Kalorien, 12 g Fett (davon 2 g gesättigt), 271 mg Natrium*

# THAI CHICKEN CURRY

Mit seinem Duft nach Ingwer und Zitronengras, Chili und Kokosmilch bringt Thai Curry alle klassischen Aromen der südostasiatischen Küche in ein einziges Gericht – salzig, sauer, bitter und scharf. Was noch wichtiger ist, es bezieht seinen Geschmack von Zutaten, die viele wirksame Antioxidantien enthalten. Sogar Kokosmilch enthält Laurinsäure, die zu den gesündesten Fettformen gehört, die Sie essen können. Der Geschmack mag exotisch sein, aber das zarte Hähnchenfleisch, die Gemüsemischung und die reichhaltige Kokosmilch schmecken alle wunderbar vertraut.

## SIE BRAUCHEN

- 1 EL Erdnuss- oder Rapsöl
- 1 große Zwiebel, in Scheiben geschnitten
- 2 Knoblauchzehen, fein gehackt
- 2 TL fein gehackter frischer Ingwer
- 1 EL rote Currypaste
- 1 Dose (400 ml) Kokosmilch light
- 250 ml Hühnerbrühe
- 1 große Süßkartoffel, geschält und gewürfelt
- 220 g grüne Bohnen
- 450 g Hähnchenbrust ohne Knochen und ohne Haut, in 5 mm große Stücke geschnitten
- Saft von 1 Limette
- 1 EL Fischsauce (nach Belieben)
- Gehacktes frisches Koriandergrün oder Basilikum, zum Garnieren
- Gedünsteter brauner Reis

## ZUBEREITUNG

→ Das Öl in einer großen Pfanne oder einem großen Topf auf mittlerer Flamme erhitzen. Zwiebeln, Knoblauch und Ingwer darin etwa 5 Minuten anbraten, bis sie weich sind und ein feines Aroma entwickeln. Die Currypaste zugeben, ein paar Minuten mitbraten, dann die Kokosmilch und die Brühe zugießen und zum Köcheln bringen.

→ Die Süßkartoffel zugeben und weitere 10 Minuten köcheln lassen. Die grünen Bohnen und das Hähnchenfleisch zugeben und weitere 5 Minuten köcheln, bis das Gemüse gerade weich und das Fleisch durch ist. Den Limettensaft und die Fischsauce (falls verwendet) unterrühren. Über gedünstetem braunem Reis servieren, nach Belieben garniert mit Koriandergrün oder Basilikum.

## FÜR 4 PORTIONEN

*340 Kalorien, 13 g Fett (davon 6 g gesättigt), 400 mg Natrium*

## ASIATISCHE THUNFISCH-BURGER MIT WASABI-MAYO

Ein fester, fleischiger Fisch wie Thunfisch ist die erste Wahl für die Zubereitung eines Burgers. Es reicht, ihn in der Küchenmaschine kurz mit Intervallschaltung zu verarbeiten oder sogar nur fein zu hacken. In jedem Fall sollte der Fisch sehr kalt sein, denn so wird verhindert, dass sich das Eiweiß zu zähen Klumpen verbindet. Der so entstandene zerkleinerte Thunfisch kann zu Frikadellen geformt und auf viele verschiedene Arten zubereitet werden. Sollte Thunfisch nicht Ihr Geschmack sein, können Sie ebenso gut Lachs nehmen.

### SIE BRAUCHEN

- 450 g frischen Thunfisch
- 4 Lauchzwiebeln, gehackt
- 1 TL fein gehackter frischer Ingwer
- 1 EL natriumarme Sojasauce
- 1 TL geröstetes Sesamöl
- Rapsöl, zum Grillen
- 2 EL Olivenöl-Mayonnaise
- ½ EL Wasabizubereitung (aus Pulver oder als fertige Paste)
- 4 Vollkorn-Sesambrötchen, halbiert und leicht getoastet
- 150 g Gurkenscheiben, leicht gesalzen
- 150 g gemischtes junges Blattgemüse

### ZUBEREITUNG

➔ Den Thunfisch in 1,5 cm große Würfel schneiden und im Tiefkühlfach 10 Minuten fest werden lassen (so wird das Zerkleinern einfacher). Den Thunfisch, falls nötig portionsweise, in der

Küchenmaschine zur Konsistenz von Hackfleisch verarbeiten (nicht übertreiben, der Fisch soll nur so weit zerkleinert sein, dass Sie Frikadellen daraus formen können). In eine Schüssel umfüllen und die Lauchzwiebeln, den Ingwer, die Sojasauce und das Sesam-öl einarbeiten. Zu vier gleich großen Frikadellen formen. Vor dem Grillen zum Festwerden mindestens 10 Minuten in den Kühl-schrank stellen.

→ Einen gut eingeölten Grill oder eine Grillpfanne vorheizen. Wenn Grill oder Grillpfanne heiß sind, die Frikadellen 2–3 Minuten von jeder Seite darin grillen, bis sie außen gebräunt, in der Mitte jedoch noch medium sind. Beim Wenden sehr vorsichtig sein, da diese Burger empfindlicher sind als Rindfleischburger.

→ Die Mayo in einer kleinen Schüssel mit Wasabi mischen und die oberen Brötchenhälften damit gleichmäßig bestreichen. Die unteren Brötchenhälften mit Gurke und Salat belegen, jeweils eine Frikadelle darauflegen und die obere Brötchenhälfte daraufsetzen.

## FÜR 4 PORTIONEN

*330 Kalorien, 11 g Fett (davon 2 g gesättigt), 460 mg Natrium*

## TORTILLA-SUPPE

Seit etwa zwanzig Jahren macht die Tortilla-Suppe der Hühnersuppe als wohltuende tragende Säule auf den Speisekarten größerer Restaurants Konkurrenz. Was könnte man an dem entbeinten Hähnchen, der beruhigenden Tomatenbrühe und einer Menge Beilagen nicht mögen? Vielleicht die Tatsache, dass die Suppe 86 Prozent Ihres Tagesbedarfs an Natrium enthält? Genau das werden Sie bekommen, wenn Sie nicht lernen, diese Suppe selbst zuzubereiten.

### SIE BRAUCHEN

- 1 EL Rapsöl
- 1 Zwiebel, gehackt
- 2 Knoblauchzehen, gehackt
- 1 Dose (400 g) geschälte Tomaten
- 1 EL Chipotle-Chili
- 1400 ml Hühnerbrühe
- 330 g Hähnchenbrust ohne Knochen, ohne Haut
- Salz und Pfeffer nach Geschmack
- 2 Maistortillas, in Streifen geschnitten
- Saft von 2 Limetten
- Scharfe Sauce (nach Belieben)
- ½ Avocado, entsteint, geschält, gewürfelt
- Gehackte Zwiebel, eingelegte Jalapeños, Radieschenscheiben, frisches Koriandergrün (nach Belieben)

## ZUBEREITUNG

→ Das Öl in einem großen Topf auf mittlerer Flamme erhitzen. Zwiebel und Knoblauch darin weich und glasig dünsten. In einen Mixer füllen, die Tomaten (mit Saft) und die Chili zugeben und zu einem glatten Püree verarbeiten.

→ Wieder in den Topf füllen und die Brühe zugießen. Aufköcheln lassen. Das Hähnchenfleisch salzen und pfeffern. Die Hähnchenbrüste im Ganzen in die Suppe geben und in etwa 10 Minuten durchgaren. Herausnehmen und vor dem Servieren in dünne Scheiben schneiden.

→ Den Backofen auf 230 °C vorheizen. Die Tortillastreifen auf ein Backblech legen und backen, bis sie hellbraun und knusprig sind.

→ Die Suppe mit dem Limettensaft, Salz, Pfeffer und scharfer Sauce (falls verwendet) abschmecken. Auf vier warme Suppenteller verteilen. Mit Hähnchenfleisch, Tortillastreifen, Avocado und sonstiger Garnitur anrichten.

## FÜR 4 PORTIONEN

*300 Kalorien, 11 g Fett (davon 1,5 g gesättigt), 550 mg Natrium*

# WOLFSBARSCH-PÄCKCHEN

Es gehört zu den großen Geheimnissen der Kochwelt, warum nicht mehr Menschen Ihr Essen in Folienpäckchen garen. Es ist nicht nur eine der gesündesten und einfachsten Arten, Fisch, Hähnchen und Gemüse zu garen, sondern der üppige aromatische Dampf, der in den Päckchen entsteht, bedeutet außerdem, dass das Essen auch dann noch köstlich schmeckt, wenn es zu lange gegart wurde. Zudem müssen keine Töpfe oder Pfannen gespült werden – einfach die Folie in den Mülleimer und fertig. Das ist mit Sicherheit einem Abend vorzuziehen, an dem Sie zu einem Restaurant fahren, auf einen Tisch warten, viel Geld für ein Stück Fisch hinlegen, das 600 Kalorien und mehr als den Tagesbedarf an Natrium enthält, und dann enttäuscht wieder nach Hause fahren.

## SIE BRAUCHEN

- 4 Wolfsbarsch-, Heilbutt- oder andere Weißfisch-Filets (à 170 g)
- 8 Stangen Spargel, holzige Enden abgeschnitten, gehackt
- 110 g Shiitake-Pilze, Stiele entfernt
- 1 EL gemahlener frischer Ingwer
- 2 EL natriumarme Sojasauce
- 2 EL Mirin (süßer Reiswein), Sake oder süßer Weißwein
- Salz und schwarzer Pfeffer nach Geschmack

## ZUBEREITUNG

→ Den Backofen auf 200 °C vorheizen.

→ Vier große (45 x 30 cm) Stücke Alufolie auf die Arbeitsplatte legen und jeweils in drei Teile falten. Je ein Fischfilet in das mittlere Drittel jeder Folie legen und mit Spargel, Pilzen und Ingwer bestreuen. Mit Sojasauce und Mirin beträufeln und mit einer kleinen Prise

Salz (bedenken Sie, dass die Sojasauce bereits reichlich Natrium enthält) und schwarzem Pfeffer würzen. Die äußeren Drittel der Folie über den Fisch schlagen, dann die Enden zur Mitte hin aufrollen, um dicht verschlossene Päckchen zu bekommen.

→ Die Päckchen auf ein großes Backblech legen und 15–20 Minuten backen, je nach der Dicke der Fischfilets (sind die Filets höchstens 1,3 mm dick, brauchen Sie eher 15 Minuten, sind sie fast 2,5 cm dick, brauchen Sie wahrscheinlich 20 Minuten). Jedes Päckchen direkt auf einen Teller legen und servieren.

## FÜR 4 PORTIONEN

*250 Kalorien, 4,5 g Fett (davon 1 g gesättigt), 540 mg Natrium*

# MIT PESTO GEGRILLTER SCHWERTFISCH

In keinem Kühlschrank sollte ein Glas Pesto fehlen. Es passt natürlich perfekt zu Pasta, eignet sich aber auch ausgezeichnet als Sandwichaufstrich, zum Aufbessern eines Salatdressings und als Instant-Marinade. Genau dafür kommt es in diesem Rezept zum Einsatz, denn der fleischige Schwertfisch wird vor dem Grillen dick mit Pesto bestrichen und dann mit kurz gebratenen Tomaten belegt. Die hervorbrechende Süße der Tomaten bündelt ihre Kräfte mit dem Knoblaucharoma des Pestos und lässt ein Gericht entstehen, das bei jedem Bissen nach der Schöpfung eines Küchenchefs schmeckt.

## SIE BRAUCHEN

- 2 EL fertiges Pesto
- 4 Schwertfischsteaks (à 100–170 g)
- 1 EL Olivenöl
- 2 Knoblauchzehen, geschält und leicht zerdrückt
- 320 g Kirschtomaten
- Salz und schwarzer Pfeffer nach Geschmack

## ZUBEREITUNG

→ Die Schwertfischsteaks rundherum mit Pesto bestreichen und zugedeckt 30 Minuten im Kühlschrank marinieren.

→ Während der Fisch mariniert, das Olivenöl auf mittlerer Flamme in einer Sauteuse erhitzen. Den Knoblauch darin 1–2 Minuten anbraten, bis er leicht gebräunt ist. Die Tomaten zugeben und etwa 5 Minuten garen, bis die Haut anfängt, aufzuplatzen. Salzen und pfeffern.

→ Den Grill oder eine Grillpfanne vorheizen. Den Fisch rundherum salzen und pfeffern. Wenn der Grill heiß ist, den Fisch von jeder Seite 4–5 Minuten grillen, bis er durchgegart ist und das Fleisch bei leichtem Druck flockig wird. Die Tomaten aufwärmen und jedes Fischsteak mit einem Löffel davon belegen.

**FÜR 4 PORTIONEN**

*250 Kalorien, 13 g Fett (davon 3 g gesättigt), 390 mg Natrium*

## PIKANTES THAI CHICKEN MIT BASILIKUM

Die Küchen Südostasiens – Thai, Vietnamesisch, Malaysisch – liefern pro Kalorie mehr Geschmack als jede andere auf diesem Planeten und sorgen für eine erfrischende Auszeit von den Verpackungen chinesischer Mitnahmegerichte, die sich in so vielen Kühlschränken stapeln. Dieser Thai-Klassiker (namens Gai Phad Gra Prau) erhält seinen Geschmack von Chilis, Knoblauch und frischen Kräutern – Nährstoff-Kraftpaketen, von denen bekannt ist, dass sie den Stoffwechsel ankurbeln und Krebs bekämpfen. Gemeinsam sorgen sie für ein umfassendes Geschmackserlebnis, das unter gesundheitlichen Gesichtspunkten nahezu jedes chinesische Pfannengericht übertrumpft. Passen Sie die Schärfe Ihrem Geschmack an, um wirklich Thai zu sein, muss es jedoch wenigstens etwas feurig sein.

### SIE BRAUCHEN

- 1 EL Erdnuss- oder Rapsöl
- 1 mittelgroße rote Zwiebel, in dünne Scheiben geschnitten
- 2 Jalapeño-Chilis, in dünne Scheiben geschnitten (oder mehr davon, wenn Sie es wirklich scharf mögen)
- 4 Knoblauchzehen, fein gehackt
- 450 g Hähnchenbrust, ohne Knochen und ohne Haut, klein geschnitten
- 2 EL Fischsauce
- 1 EL Zucker
- 1 EL natriumarme Sojasauce
- frische Basilikumblätter (vorzugsweise Thai-Basilikum oder Indisches Basilikum, was jedoch nur in Spezialitätenläden zu bekommen ist)
- Brauner Reis

## ZUBEREITUNG

→ Das Öl in einem Wok oder einer großen Bratpfanne erhitzen. Wenn es heiß ist, Zwiebel, Chilis und Knoblauch darin 2 Minuten anbraten, dabei einen Metallspatel verwenden, um die Zutaten ständig zu rühren. Das Hähnchenfleisch zugeben und 2–3 Minuten braten, bis das Fleisch außen braun wird. Fischsauce, Zucker, Sojasauce und Basilikum zugeben und noch 1 Minute garen. Auf braunem Reis servieren.

## FÜR 4 PORTIONEN

*190 Kalorien, 6 g Fett (davon 1,5 g gesättigt), 890 mg Natrium*

# HÄHNCHEN MIT TOMATE, OLIVEN UND KAPERN

Haben Sie sich schon einmal gefragt, warum alles irgendwie »nach Hähnchen schmeckt«? Weil Hähnchen selbst keinen besonderen Geschmack hat, wodurch es zu einem Allerweltsbegriff für andere Dinge wird, die nach nichts schmecken. Die gute Nachricht ist, dass Hähnchen sehr wohl nach etwas schmeckt: Wird es mit Tomaten, Kapern und Olivenöl gebraten, badet es in einer schmackhaften Brühe, die das Fleisch feucht hält und letztlich beides liefert: einen stückigen Belag und eine sättigende Sauce mit intensivem Geschmack. Sie können es auch in einer Backform zubereiten, die Folie ist jedoch dazu da, alle Flüssigkeiten aufzufangen – und den Abwasch nach dem Essen zu sparen.

## SIE BRAUCHEN

- 4 Hähnchenbrüste ohne Knochen und ohne Haut (à 110–170 g), auf eine gleichmäßige Dicke von 6 mm geklopft
- Salz und schwarzer Pfeffer nach Geschmack
- 500 g Kirschtomaten oder 2 Tassen gehackte Tomaten
- ½ rote Zwiebel, gewürfelt
- 40 g grüne Oliven, entsteint und gehackt
- 40 g Pinienkerne
- 2 EL Kapern
- 2 EL Olivenöl
- In schmale Streifen geschnittene Basilikumblätter (nach Belieben)

## ZUBEREITUNG

→ Den Backofen auf 230 °C vorheizen. Das Hähnchen salzen und pfeffern. Vier große Blätter Alufolie jeweils in der Mitte falten, dann an jeder Seite etwa 2,5 cm nach oben falten, um vier Schalen

zu bekommen, in die jeweils eine Hähnchenbrust bequem hinein-
passt. In jede Aluschale eine Hähnchenbrust legen.

→ Tomaten, Zwiebel, Oliven, Pinienkerne, Kapern und Olivenöl mit
etwas Salz und Pfeffer in einer Schüssel mischen. Die Hähnchenbrüste mit dieser Mischung belegen.

→ Die Aluschalen auf ein Backblech stellen und etwa 15 Minuten im
Ofen backen, bis das Fleisch durchgegart ist. Mit der Tomatenmi-
schung und beträufelt mit den Säften, die sich in der Folie gebildet
haben, servieren. Mit Basilikum garnieren (falls gewünscht).

**FÜR 4 PORTIONEN**

*310 Kalorien, 18 g Fett (davon 2,5 g gesättigt), 420 mg Natrium*

# PROVENZALISCHES HÜHNCHEN

Dies ist eines dieser einfachen, gesunden und sättigenden Gerichte, die der mediterranen Küche ihren Ruf als perfekte Verbindung von Geschmack und Nährwert geben. Alle Schlüsselbestandteile – Weißwein, Tomaten, Oliven, Kräuter – haben den entschiedenen Vorteil, sowohl geschmacksintensiv als auch unglaublich gesund zu sein. Ehrlich, wer weiß, ob die Leute in der Provence ihr Hühnchen tatsächlich so essen, aber mit jedem Bissen wird die Seele Südfrankreichs spürbar.

## SIE BRAUCHEN

- 1 EL Olivenöl
- 8 Hähnchenschenkel, ohne Knochen und ohne Haut (insgesamt ca. 1,3 kg)
- Salz und schwarzer Pfeffer nach Geschmack
- 1 kleine gelbe Zwiebel, fein gehackt
- 3 Knoblauchzehen, fein gehackt
- 3 Roma-Tomaten, gewürfelt
- 250 ml trockener Weißwein
- 250 ml Hühnerbrühe
- 1 TL Kräuter der Provence
- 40 g entsteinte Kalamata-Oliven, grob gehackt
- Frisches Basilikum, zum Garnieren (nach Belieben)

## ZUBEREITUNG

→ Das Olivenöl in einer großen Sauteuse bei mittelhoher Temperatur erhitzen. Das Hähnchenfleisch rundherum salzen und pfeffern. Das Fleisch in den Topf geben und unter einmaligem Wenden insgesamt etwa 6 Minuten anbraten, bis es schön gebräunt ist (das

Fleisch bei Bedarf portionsweise braten, damit der Topf nicht zu voll ist). Das Fleisch auf eine Platte legen und beiseite stellen.

→ Zwiebeln, Knoblauch und Tomaten in denselben Topf geben und etwa 5 Minuten anbraten, bis die Zwiebeln und die Tomaten sehr weich sind. Wein, Brühe und Kräuter der Provence zugeben und die Mischung zum Köcheln bringen. Das Hähnchenfleisch wieder mit in den Topf geben und ohne Deckel etwa 20 Minuten köcheln lassen, bis das Fleisch sehr weich ist. Nach der Hälfte der Zeit das Fleisch einmal wenden. Die Oliven unterrühren, nach Belieben mit Basilikum garnieren und servieren.

**FÜR 4 PORTIONEN**

*340 Kalorien, 15 g Fett (davon 2,5 g gesättigt), 680 mg Natrium*

## ENTENBRUST IN HOISIN-LIMETTEN-SAUCE

Für die meisten Leute ist Ente etwas, was sie nur im Restaurant essen, entweder in einem vornehmen Lokal mit weißen Tischdecken oder in einem besonderen Chinarestaurant. Das ist schade, denn Ente ist nicht nur ein intensiver Genuss, sondern auch überraschend mageres Fleisch, das für die Zubereitung auf offener Flamme bestens geeignet ist. Der reichhaltige Geschmack kommt mit Süße und Säure am besten zur Geltung; beides finden Sie in der asiatisch inspirierten Glasur . Die Haut unbedingt einschneiden, damit das Fett unter der Haut herauslaufen kann und Sie eine knusprige Kruste und weiches Fleisch bekommen.

### SIE BRAUCHEN

- 60 ml Hoisinsauce
- Saft von 2 Limetten
- 1 EL natriumarme Sojasauce
- 1 TL geröstetes Sesamöl
- 4 Entenbrüste (à ca. 150 g)
- Schwarzer Pfeffer nach Geschmack

### ZUBEREITUNG

→ Den Grill oder eine Grillpfanne bei mittlerer Hitze vorheizen. Hoisinsauce, Limettensaft, Sojasauce und Sesamöl in einer Schüssel mischen. Die Hälfte der Sauce zum Servieren beiseite stellen.

→ Die Entenhaut einritzen: Die Haut dreimal diagonal einschneiden, dann die Ente um 90 Grad drehen und wieder dreimal einschneiden, so dass ein Rautenmuster in der Haut entsteht. Pfeffern.

→ Die Entenbrüste mit der Haut nach unten 5 Minuten grillen, bis das Fett anfängt auszubraten und sich eine Kruste bildet. Wenden und mit der Hoisin-Mischung bestreichen. Noch 3–5 Minuten weiterbraten und bestreichen, bis das Entenfleisch fest ist, bei Druck jedoch etwas nachgibt und ein Bratenthermometer, das an der dicksten Stelle eingestochen wird, 57 °C misst. Die Entenbrüste vor dem Aufschneiden 5 Minuten ruhen lassen. Mit der zurückbehaltenen Sauce servieren.

## FÜR 4 PORTIONEN

*230 Kalorien, 8 g Fett (davon 2 g gesättigt), 470 mg Natrium*

## MIT KRÄUTERN GEBRATENE TRUTHAHNBRUST

Eine neuere Studie der Harvard School of Public Health stellte fest, dass der tägliche Verzehr von verarbeitetem Fleisch – reich an Natrium und chemischen Konservierungsstoffen – das Risiko für Herzkrankheit um bis zu 42 Prozent erhöhen kann. Diese Truthahnbrust ist nicht nur natriumarm und nitratfrei, sondern daraus lassen sich auch noch die leckersten Truthahn-Sandwiches zaubern, die Sie je gegessen haben.

### SIE BRAUCHEN

- 2 l Wasser
- 90 g Salz
- 220 g Zucker
- 1 große Truthahnbrust ohne Knochen, ohne Haut (ca. 1,3 kg)
- 2 Knoblauchzehen, geschält
- Salz und schwarzer Pfeffer nach Geschmack
- 1 EL Olivenöl
- ½ EL fein gehackter frischer Rosmarin

### ZUBEREITUNG

→ Wasser, Salz und Zucker in einem Topf mischen und aufkochen, der groß genug für die Truthahnbrust ist. Rühren, bis Zucker und Salz sich vollständig aufgelöst haben. Den Topf vom Herd nehmen und auf Zimmertemperatur abkühlen lassen. Die Truthahnbrust in den Topf geben, zudecken und mindestens 4 Stunden oder über Nacht zum Einsalzen in den Kühlschrank stellen.

→ Den Backofen auf 220 °C vorheizen. Den Truthahn aus der Lake nehmen, trocken tupfen und zu einem engen Paket aufrollen. Mit

Metzgergarn im Abstand von etwa 5 cm drei gesonderte Knoten binden, um den Truthahn eng gerollt zu halten.

➜ Den Knoblauch fein hacken, mit einer Prise Salz mischen und der Rückseite eines Messers zu einer Paste zerdrücken. Mit Olivenöl und Rosmarin mischen, dann das Fleisch rundherum mit dieser Paste und reichlich schwarzem Pfeffer einreiben. Den Truthahn in eine große Bratform legen und etwa 1 Stunde braten, bis ein Bratenthermometer in der Mitte des Fleisches 71 °C misst. Den Truthahn vor dem Aufschneiden ruhen lassen.

➜ Der Truthahn kann mit Gemüsebeilagen serviert werden. Er hält sich im Kühlschrank eine Woche, falls Sie Sandwiches daraus machen möchten.

**FÜR 12 PORTIONEN**

*140 Kalorien, 2 g Fett (0 g gesättigt), 520 mg Natrium*

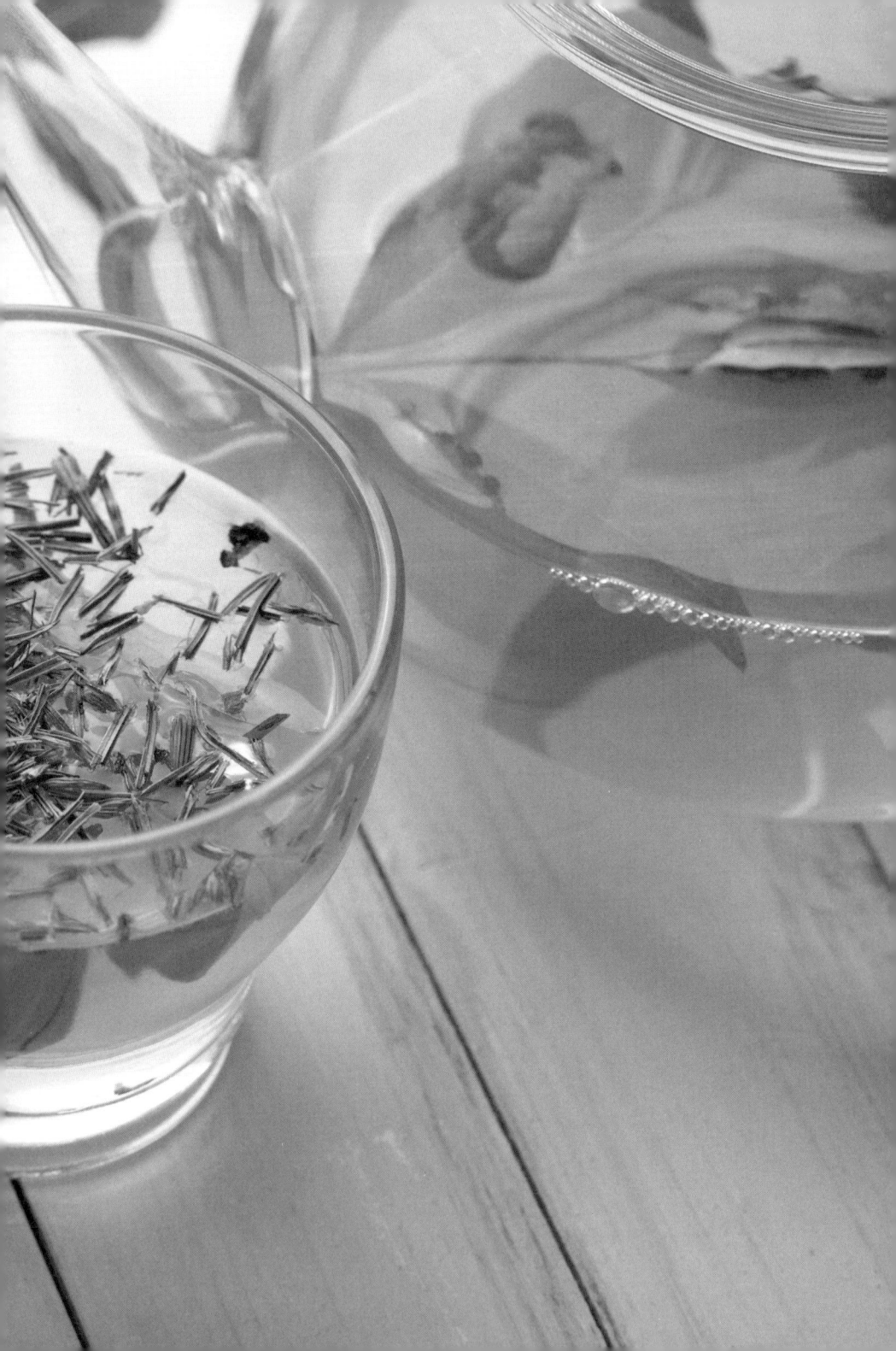

# 13

# Der »Tea Cleanse«-Leitfaden für das Heilen mit Kräutern

## FÜR ALLES, WAS SIE QUÄLT – VON ARTHRITIS ÜBER KOPFSCHMERZEN BIS ZU EINER GEWÖHNLICHEN ERKÄLTUNG – ES GIBT IMMER EIN NATÜRLICHES HEILMITTEL!

Länger leben, auf natürliche Weise, ohne Nebenwirkungen. So lautet seit jeher das unwiderstehliche Verkaufsargument für pflanzliche Heilmittel.

Warum hört man heute so viel von pflanzlichen Heilmitteln, in diesem fortschrittlichen neuen Jahrtausend? Weil Sie sich damit Geld sparen können – eine Wahnsinnsmenge Geld, vor allem für Medikamente.

Dieses Kapitel sagt Ihnen definitiv, welche pflanzlichen Heilmittel funktionieren und welche nicht. Ich habe die neuesten Forschungsergebnisse zum Thema durchforstet, die die aktuellsten Erfolge unter die Lupe nehmen und falsche Behauptungen widerlegt haben. Und ich kann voller Stolz berichten, dass es Linderung für Krebs, Diabetes und sogar Jetlag gibt.

Der Gedanke hinter den pflanzlichen Heilmitteln ist wunderbar einfach: Heilkräuterspezialisten glauben, dass die ganzen Pflanzen wirksamer sind als einzelne Elemente und synthetische Bestandteile, wie sie in Medikamenten verwendet werden, wobei pflanzliche Mittel den zusätzlichen Vorteil von weniger unerwünschten Wirkungen haben. Pflanzliche Heilmittel sollten für Beschwerden wie Erkältungen und Grippe, Schlaflosigkeit und auch Autoimmunkrankheiten eingesetzt werden – bei den letztgenannten Beschwerden schlagen Schulmediziner allerdings die Hände über dem Kopf zusammen. Es wurde jedoch durchaus nachgewiesen, dass Kräuter auch die Symptome ernsterer Erkrankungen wie Herzkrankheiten und Krebs lindern können.

Chinesische, ägyptische, indische und indianische Zivilisationen mögen vielleicht sagen: »Willkommen im Club, warum habt ihr so lange gebraucht?« Sollten sich die Trends fortsetzen, wird es nicht mehr lange dauern, bis dieser »Boom« zur üblichen Praxis wird. Auch wenn die Pflanzenheilkunde noch nicht vollständig von der westlichen Medizin oder jedem Arzt akzeptiert wird, wird sie in medizinischen und pharmazeutischen Fakultäten inzwischen vermehrt gelehrt und es werden ausgedehnte Studien dazu durchgeführt. Und da der Ärzteschaft zunehmend klar wird, dass Pflanzen die Quelle vieler synthetischer Arzneimittel sind, akzeptieren immer mehr Ärzte den Nutzen von Kräutern.

Aber wie groß ist dieser Nutzen? In diesem Kapitel empfehle ich nur Produkte, die in evidenzbasierten oder doppelblinden Studien gut abgeschnitten haben – und gebe Ihnen einen ehrlichen Überblick, was Sie kaufen können und was Sie meiden sollten. Sie finden einen Leitfaden von A bis Z zum Heilen mit Kräutern, die neun besten Kräuter für Frauen und einen Abschnitt über Pflanzen, die Ihre Stimmung, Ihre Energie und Ihren Geschlechtstrieb auf Touren bringen können. Als Verkaufsargument ist das unwiderstehlich, als Heilmittel vernünftig.

# Was Sie vor dem Kauf wissen sollten

Wie sicher sind nun diese Produkte? Und erfüllen sie wirklich, was sie versprechen? Nun ... das ist kompliziert. In Europa müssen pflanzliche Heilmittel ein Zulassungsverfahren durchlaufen. Diese Richtlinien garantieren jedoch nicht, dass ein pflanzliches Mittel von jedem sicher angewendet werden kann – es kann gefährliche Wechselwirkungen mit anderen Kräutern oder Medikamenten geben. Informieren Sie daher immer Ihren Arzt oder Apotheker über alle Medikamente oder pflanzlichen Ergänzungsmittel, die Sie einnehmen. Darüber hinaus:

**Betreiben Sie selbst Forschung**. Dieses Buch bietet bereits eine Menge an Forschungsergebnissen und informiert über aktuelle Warnungen und Vorsichtsmaßnahmen, es ist jedoch immer eine gute Idee, auch selbst etwas zu tun und herauszufinden, was Selbsthilfegruppen, Studien und Fachleute über ein bestimmtes Heilkraut sagen.

Seien Sie besonders vorsichtig, falls Sie Warfarin, Aspirin oder einen anderen Blutverdünner einnehmen. Einige pflanzliche Heilmittel können deren gerinnungshemmenden Effekt verstärken und das Blutungsrisiko erhöhen. Einige dieser pflanzlichen Mittel klingen vielleicht harmlos, wie Kamille und Ingwer. Lassen Sie auch Vorsicht walten, wenn Sie immunsuppressive Medikamente einnehmen. Solche Medikamente, beispielsweise Corticosteroide (Prednison), werden verwendet, um nach einer Transplantation das Immunsystem zu unterdrücken oder um die Symptome von Autoimmunkrankheiten wie Lupus erythematodes und Typ-I-Diabetes zu kontrollieren. Pflanzliche Mittel wie Süßholz, Tragant und Ginseng, die das Immunsystem ankurbeln, können diesen Medikamenten entgegenwirken.

**Wählen Sie angesehene Marken.** Versuchen Sie, Produkte von Firmen zu kaufen, die schon lange im Geschäft sind und einen guten Ruf haben.

**Lernen Sie, Beipackzettel richtig zu lesen.** Eine renommierte Marke wird Ihnen nicht nur erzählen, dass Ihr Produkt Ihre Kopfschmerzen verschwinden lässt, sie wird Ihnen auch sagen, wie dies geschieht, und Sie sollten im Internet Beschreibungen der Inhaltsstoffe und Wirkungen finden können. Dann können Sie diese Informationen mit unvoreingenommenen evidenzbasierten Forschungsergebnissen vergleichen.

**Befolgen Sie die Anwendungshinweise.** Erliegen Sie nicht dem Irrglauben »Wenig hilft wenig und viel hilft viel«. Tun Sie das einfach nicht. Und mischen Sie nicht verschiedene pflanzliche Heilmittel, außer ein Fachmann empfiehlt Ihnen dies.

**Seien Sie klug.** Wenn Sie schwanger sind oder stillen, schwere Allergien oder Erkrankungen haben, nehmen Sie keine pflanzlichen Heilmittel, ohne dies mit Ihrem Arzt zu besprechen. Geben Sie auch Kindern solche Mittel nicht, ohne vorher mit Ihrem Arzt gesprochen zu haben.

**Sagen Sie Ihrem Arzt, was Sie vorhaben.** Eine Studie im *New England Journal of Medicine* stellte fest, dass leider 70 Prozent der Menschen (überwiegend gebildete Leute mit hohem Einkommen) Ihrem Arzt nicht sagen, dass sie auf zusätzliche oder alternative Behandlungsmethoden zurückgreifen.

# Heilkräuter von A bis Z

Hier ist sie, die Liste. Die 23 Kräuter, deren Wirksamkeit bewiesen wurde – mit ein paar Glücksförderern als Bonus. Halten Sie sich an die Dosierungen, die hier, in Studien oder im Beipackzettel angegeben sind, und vergessen Sie nicht, Ihren Arzt über alle pflanzlichen Mittel zu informieren, die Sie beabsichtigen einzunehmen. Dies gilt insbesondere, wenn Sie schwanger sind oder stillen, eine chronische Krankheit haben oder regelmäßig Medikamente einnehmen. Bedenken Sie, dass pflanzliche Mittel, auch wenn sie Naturstoffe sind, kontraindiziert sein können.

## 1 Aloe Vera (Aloe barbadensis)

➜ **AM BESTEN BEI: Verbrennungen**

Aloe vera ist die Heilpflanze für kleinere Verbrennungen (zweiten Grades), wie eine Studie aus dem Jahr 2009 in *Surgery Today* bestätigt hat. Unter anderem wurde nachgewiesen, dass Aloe-Vera-Gel äußerst wirksam bei Verbrennungen, Wunden und sonstigen Hautproblemen ist. Das Gel bildet auf dem betroffenen Bereich eine Schutzschicht und beschleunigt die Heilung durch Aloin B, einen Stoff, der das Immunsystem stimuliert. Das Gel kann auch oral verwendet werden bei Magengeschwüren und Reizdarmsyndrom sowie als Laxativum. Dabei bildet es eine innere Schutzschicht und regt auch die Verdauung an.

**DOSIERUNG:** Mehrmals täglich 100% reines Gel auf Verbrennungen auftragen – oder, noch besser, eine Aloe-Vera-Topfpflanze auf dem Fensterbrett züchten und ein dickes Blatt abschneiden, dieses aufschlitzen und das Gel auf die Brandwunde applizieren. Bei Magengeschwüren 50 Milliliter pro Tag trinken.

**VORSICHTSMASSNAHMEN:** Das gelbe Harz aus der Blattrinde nicht auf die Haut auftragen. Während Schwangerschaft und Stillzeit oder wenn Sie an einer Nierenkrankheit oder an Hämorrhoiden leiden, Aloe Vera nicht innerlich anwenden.

## 2 Boswellia *(Boswellia serrata)*

→ **AM BESTEN BEI: Arthritis und Gelenksverletzungen**

Für dieses auch als Indischer Weihrauch bekannte Gummiharz wurden klinisch starke entzündungshemmende Wirkungen nachgewiesen. Von Boswellia ist bekannt, dass es bei Gelenkbeschwerden hilft, und es wird auch zur Förderung des Appetits und der Verdauung verwendet.

In einer Studie von 2008, die in *Arthritis Research & Therapy* veröffentlicht wurde, verabreichte man Patienten mit Osteoarthritis im Knie einen Boswellia-Extrakt (5-Loxin). Nach drei Monaten zeigte sich in der Boswellia-Gruppe eine signifikant größere Besserung als in der Gruppe, die Placebo erhalten hatte.

**DOSIERUNG:** Dreimal täglich 1 Kapsel mit 300 mg zu den Mahlzeiten einnehmen.

## 3 Echinacea *(Echinacea angustifolia)*

→ **AM BESTEN BEI: Erkältung**

Studien zur Wirksamkeit von Echinacea bei der Behandlung einer Erkältung erbrachten unterschiedliche Ergebnisse. Die bisher größte Studie wurde 2012 am Cardiff University Common Cold Centre in Großbritannien durchgeführt und stellte fest, dass drei Dosen, die täglich über vier Monate eingenommen wurden, die Häufigkeit von Erkältungen und deren Dauer um 26 Prozent reduzierten. Die Studie wurde durch Fachleute geprüft und in der Zeitschrift *Evidence-Based Complementary and Alternative Medicine* veröffentlicht. Sie wurde vom Schweizer Hersteller von Echinaforce finanziert. Viele Fachleute raten deshalb, die Empfehlungen zu ignorieren und dem traditionellen Gebrauch zu folgen.

»Die amerikanischen Ureinwohner verwendeten *Echinacea angustifolia* – nicht *Echinacea purpurea* – und sie verwendeten nur die Wurzel«, erklärt Sheila Kingsbury, N.D., Vorsitzende des Department of Botanical Medicine an der Bastyr University in Seattle. »Klinisch gesehen ist die Wurzel der beste Einstieg. Damit kann die Dauer einer Erkältung signifikant verkürzt werden.«

**DOSIERUNG:** Ein Teelöffel Echinaceawurzelextrakt auf Glycerinbasis alle zwei Stunden bei den ersten Anzeichen einer Erkältung. Nachdem die Symptome nachgelassen haben, die Dosis auf einen Teelöffel alle drei oder vier Stunden reduzieren.

## 4 *Echtes Johanniskraut* (Hypericum perforatum)

→ **AM BESTEN BEI: Depressionen und Schmerzen**

»Lange bevor Johanniskraut bei Depression oder Angst eingesetzt wurde, verwendete man es zur Schmerzlinderung und als Entzündungshemmer bei Muskelschmerzen, Verbrennungen und Prellungen«, erklärt Rosemary Gladstar und merkt noch an, dass eine Mischung des Öls mit der Tinktur auf Alkoholbasis dabei hilft, dass die aktiven Inhaltsstoffe besser von der Haut aufgenommen werden, was zu einer schnelleren Heilung führt. Bei leichten Depressionen hilft Johanniskraut häufig ebenso gut wie ein Antidepressivum, aber mit weniger Nebenwirkungen. »Wir haben kürzlich eine umfangreiche Durchsicht der wissenschaftlichen

Literatur zu Johanniskraut abgeschlossen und festgestellt, dass 21 von 23 Studien seine Verwendung bei leichter oder mäßiger Depression befürworten«, sagt Blumenthal. Es ist (noch) nicht klar, ob Johanniskraut ebenso wirksam ist wie selektive Serotonin-Wiederaufnahmehemmer (SSRI), beispielsweise Fluoxetin oder Sertralin, aber eine Übersicht der Mayo Clinic von 2013 stellte fest, dass die Verwendung bei leichten bis mäßigen Depressionen durch wissenschaftliche Belege gestützt wird. Bei schweren Depressionen liegen noch keine klaren Ergebnisse vor.

**DOSIERUNG:** In Studien, die günstige Wirkungen bei Depressionen zeigten, wurden 600–1800 Milligramm pro Tag verwendet; die meisten verwendeten 900 mg pro Tag. Bei Schmerzen ein Einreibemittel herstellen aus gleichen Teilen Johanniskraut-Tinktur und Johanniskrautöl. (Die meisten Zubereitungen gibt es in 50-ml-Flaschen.) Vor Gebrauch kräftig schütteln, äußerlich auf den betroffenen Bereich auftragen (nicht in die Augen bringen) und nach Bedarf in die Haut einmassieren.

**VORSICHTSMASSNAHMEN:** Es kann zu Magenverstimmungen kommen und Johanniskraut hat Wechselwirkungen mit vielen Medikamenten, möglicherweise reduziert es auch die Wirksamkeit der Antibabypille. Falls Ihnen ein Medikament verordnet wurde, suchen Sie daher professionellen Rat. Depressionen verlangen eine professionelle Betreuung; fragen Sie Ihren Arzt, was er von Johanniskraut hält. Kann Lichtempfindlichkeit auslösen.

## 5 Fenchel (Foeniculum vulgare)

→ **AM BESTEN BEI: Blähungen**

Fenchelsamen enthalten Phytonährstoffe, von denen angenommen wird, dass sie Krämpfe in kleinen Muskelfasern mildern, wie sie im

Darm vorhanden sind, wodurch die Gasbildung reduziert wird. Das Aroma der Samen sorgt zudem für frischen Atem. Eine 2011 in *Pediatrics* veröffentlichte Durchsicht stellte fest, dass Fencheltee die durch Blähungen verursachten Koliken bei Babys wirksam behandeln kann.

**DOSIERUNG:** Nach dem Essen eine Prise ganzer Fenchelsamen kauen. Ihr Körper wird Ihnen – mit einem letzten Pups – mitteilen, wann Sie aufhören sollen.

## 6 Ginkgo *(Ginkgo biloba)*

→ **AM BESTEN BEI: Alzheimer und sexuellen Problemen durch die Einnahme von Antidepressiva**

In einer wegweisenden Studie, die in *The Journal of the American Medical Association* veröffentlicht wurde, verabreichten Wissenschaftler 202 Probanden mit Alzheimer entweder ein Placebo oder 120 Milligramm Ginkgo-Extrakt pro Tag. Ein Jahr später war die Ginkgo-Gruppe geistig fitter. Neuen Forschungsergebnissen bei Ratten zufolge (2013) kann die Nahrungsergänzung mit einem Extrakt aus *Ginkgo biloba* helfen, Gedächtnisverlust und kognitive Verschlechterungen in Zusammenhang mit Demenz zu bekämpfen, indem das Wachstum und die Entwicklung neuraler Stammzellen gefördert wird.

Vom Oberstübchen in die unteren Gefilde: In einer Studie der University of California, San Francisco, verabreichten Wissenschaftler 209 Milligramm Ginkgo pro Tag an 63 Probanden, die durch die Einnahme von Antidepressiva unter sexuellen Problemen litten, wie Erektionsstörungen, vaginaler Trockenheit und Unfähigkeit, zum Orgasmus zu gelangen. Ginkgo verhalf 91% der Frauen und 76% der Männer wieder zu einem befriedigenden Sexualleben.

**DOSIERUNG:** Die übliche Dosis beträgt täglich 80–240 Milligramm eines 50:1 standardisierten Blätterextrakts oder 30–40 Milligramm Extrakt in einem Teebeutel und als Tee zubereitet für mindestens vier bis sechs Wochen.

# 7 Ginseng

→ **AM BESTEN FÜR: Verbesserung des Immunsystems und Diabetes**

Viele Studien zeigen, dass Ginseng »adaptogene« Wirkungen hat. Das heißt, er hilft dem Körper, sich an Stress anzupassen und das Immunsystem auf Touren zu bringen. Die meisten Studien verwendeten *Panax Ginseng* (Asiatischer Ginseng). Eine Übersicht der University of Maryland stellte 2013 fest, dass Asiatischer Ginseng dazu beitragen kann, das Immunsystem anzukurbeln, das Krebsrisiko zu senken und die geistige Leistungsfähigkeit und das Wohlbefinden zu verbessern. Zudem bekamen Probanden, die täglich Ginseng einnahmen, weniger Erkältungen bzw. hatten leichtere Symptome als die Probanden in der Placebo-Gruppe. Ginseng senkt auch die Blutzuckerspiegel. Eine Studie in Toronto, Kanada, stellte fest, dass der koreanische Rote Ginseng die Glukose- und Insulinregulierung bei gut eingestellten Typ–II-Diabetikern verbesserte. (Diabetes verlangt natürlich eine professionelle Behandlung, befragen Sie daher Ihren Arzt, was er von der Verwendung von Ginseng hält.) Einige Studien stellten auch fest, dass Ginseng die Leberfunktion unterstützt, und eine Vorstudie weist darauf hin, dass der Amerikanische Ginseng (*Panax quinquefolius*) in Kombination mit Ginkgo (*Ginkgo biloba*) bei der Behandlung von ADHS helfen kann.

**DOSIERUNG:** 500 mg täglich, am besten kurzfristig in Stresssituationen

**VORSICHTSMASSNAHMEN:** Sollte nicht länger als sechs Wochen eingenommen werden. Meiden Sie Kaffee, wenn Sie Ginseng einnehmen, und nehmen Sie es nicht ein, wenn Sie schwanger sind.

## 8 Goldrute *(Solidago virgaurea)*

→ **AM BESTEN BEI: Verstopfter Nase**

Goldrute ist besonders wirksam bei der Behandlung einer verstopften Nase, die durch Allergien bedingt ist. Wird auch bei Harnwegsinfektionen und Blasenentzündung verwendet und zum Ausspülen von Nieren- und Blasensteinen.

**DOSIERUNG:** Drei Tropfen des Extrakts unter die Zunge geben; falls nötig wiederholen, bis die Nase wieder frei ist.

## 9 Ingwer *(Zingiber officinale)*

→ **AM BESTEN BEI: Übelkeit und Erbrechen**

Eine dänische Studie zeigte, dass neue Matrosen, die unter Seekrankheit litten, weniger erbrechen mussten als die Probanden in der Placebo-Gruppe. Forschungsergebnisse, die in *Obstetrics & Gynecology* veröffentlicht wurden, stellten fest, dass 88 Prozent von Schwangeren, die unter Übelkeit litten, eine Besserung erfuhren, wenn sie höchstens vier Tage lang 1 Gramm Ingwer pro Tag zu sich nahmen. Und eine Studie des *Journal of Alternative and Complementary Medicine* von 2008 stellte fest, dass Ingwerpulver in Kombination mit eiweißreichen Mahlzeiten eine durch Chemotherapie verursachte Übelkeit besserte.

**DOSIERUNG:** Bei Reisekrankheit etwa eine Stunde vor Reiseantritt 1 Kapsel mit 1 g Ingwerpulver einnehmen und jeweils eine weitere Kapsel alle zwei Stunden oder nach Bedarf. Bei morgendlicher Übelkeit viermal täglich 250 mg einnehmen. Es kann auch helfen, mit Ingwer zu kochen.

VORSICHTSMASSNAHMEN: Mit normalem Ingwerverzehr sind nur wenige Nebenwirkungen verbunden, Ingwerpulver kann jedoch Völlegefühl oder Verdauungsstörungen verursachen. Ingwer kann bei Schwangeren auch Sodbrennen verstärken.

## 10 Kanadische Orangenwurzel

*(Hydrastis canadensis)*

→ **AM BESTEN BEI: Infektionen des Verdauungstrakts**
Kanadische Orangenwurzel, ein pflanzliches Antibiotikum, wird häufig in Kombination mit Echinacea zur Behandlung von Infektionen vermarktet; es wirkt jedoch nur im Verdauungstrakt, nicht bei Erkältungen oder Grippe. Eine Studie der University of Maryland von 2012, über die im *Clinical Advisor* berichtet wurde, stellte fest, dass die Kanadische Orangenwurzel ein effektiver antibakterieller Wirkstoff ist und die Verdauung fördert. Bei Magen-Darm-Infektionen (wie Geschwüren, Lebensmittelvergiftungen, infektiösem Durchfall) fragen Sie Ihren Arzt, ob Sie Kanadische Orangenwurzel zusätzlich zu einer medizinischen Behandlung verwenden können. Sie kann auch äußerlich für Wunden und Infektionen angewendet werden.

**DOSIERUNG:** Zur inneren Anwendung dreimal täglich 1 Kapsel mit 300 Milligramm einnehmen. Nach Bedarf eine Verdünnung zum äußerlichen Gebrauch verwenden.

**VORSICHTSMASSNAHMEN:** Kann bei übermäßiger Einnahme toxisch wirken. Kann Wechselwirkungen mit Antidepressiva und Codein haben. Nicht anwenden, wenn Sie schwanger sind oder stillen oder unter hohem Blutdruck leiden.

## 11 *Knoblauch* (Allium sativum L.)

→ **AM BESTEN BEI: Ohrinfektionen und Krebsvorbeugung**

Der antibiotische Stoff in Knoblauch, das Alliin, hat erst einen medizinischen Wert, wenn der Knoblauch gekaut, gehackt oder zerdrückt wird. Dann erst verwandelt ein Enzym das Alliin in ein wirksames Antibiotikum, das Allicin. Roher Knoblauch hat das größte antibiotische Potenzial, aber auch gekocht wirkt Knoblauch noch. Knoblauch wirkt antimikrobiell und entzündungshemmend, daher ist er bei jeder Infektion wirksam. Wird er jedoch mit Königskerzenöl (*Verbascum densiflorum*) kombiniert, ist er besonders wirksam bei Ohrinfektionen, wie 2010 in *Natural News* berichtet wurde. Das Königskerzenöl wirkt beruhigend und hilft, Flüssigkeiten auszuleiten, um Schmerzen zu lindern und Druck wegzunehmen. Dem National Cancer Institute zufolge legen Vorstudien von 2008 nahe, dass der Verzehr von Knoblauch auch das Risiko für die Entwicklung verschiedener Krebsarten reduzieren kann, insbesondere Krebsarten im Magen-Darm-Trakt.

**DOSIERUNG:** Nach Bedarf zwei- bis dreimal täglich drei Tropfen Öl in das betroffene Ohr geben. (Die Öle werden als Fertigmischung angeboten.) Zur innerlichen Verwendung können frischer Knoblauch oder Kapseln verwendet werden. Halten Sie sich dabei an die Packungsanweisungen.

**VORSICHTSMASSNAHMEN:** Träufeln Sie keine Tropfen – oder etwas anderes – in Ihr Ohr, wenn Sie denken, Ihr Trommelfell könnte ein Loch haben.

## 12 **Kurkuma** (*Curcuma longa*)

→ **AM BESTEN BEI: Arthritis und Krebsvorbeugung**

Curcumin, der wirksame Bestandteil, der Kurkuma die kräftig goldgelbe Farbe verleiht, ist seit Langem bekannt für seine antiphlogistische und antioxidative Wirkung. In Kombination mit Boswellia, Ashwagandha und Ingwer kann es Osteoarthritis behandeln, wie aus einer Studie hervorgeht, die im *Journal of Clinical Rheumatology* veröffentlicht wurde. Und eine kürzlich in der Zeitschrift *Phytotherapy Research* veröffentlichte Studie stellte fest, dass die Wirksamkeit von Curcumin »vergleichbar« ist mit der von Diclofenac, einem verschreibungspflichtigen Entzündungshemmer zur Behandlung rheumatoider Arthritis.

Wie die American Cancer Society berichtete, werden groß angelegte Studien durchgeführt, um zu prüfen, wie Curcumin Krebs vorbeugen und behandeln könnte. Dabei ist eine der Herausforderungen, dass es aus dem Darm nicht gut aufgenommen wird, was wiederum ein Vorteil sein könnte, um Krebsvorstufen im Dickdarm und Rektum anzuvisieren. Bei Frauen mit wiederkehrendem Brustkrebs könnte Curcumin sich als besonders hilfreich erweisen. Im Tierversuch hat sich gezeigt, dass Curcumin Metastasen vorbeugen kann, und zwar sogar nach einer gescheiterten Behandlung mit dem Medikament Tamoxifen. Bei Frauen mit HER2-positivem Krebs schienen Curcuminderivate sehr ähnlich zu wirken wie das höchst erfolgreiche Chemotherapeutikum Herceptin, auch wenn sich diese Forschung noch in der Vorstufe befindet.

**DOSIERUNG**: Am besten nehmen Sie Curcumin durch Verwendung von Kurkuma in Currys und weiteren Speisen zu sich. Wenn Sie kein Fan der indischen Küche sind, nehmen Sie täglich eine 500-mg-Kapsel Curcumin – standardisiert auf 95% Curcuminderivate.

**VORSICHTSMASSNAHMEN:** Nebenwirkungen sind selten, dazu gehören Flatulenz, Durchfall und Sodbrennen. Verwenden Sie kein Kurkuma, wenn Sie Blutverdünner einnehmen.

## 13 Lavendel *(Lavandula angustifolia)*

→ **AM BESTEN BEI: Kopfschmerzen**

»Der Duft von Lavendel löst eine beruhigende Reaktion aus, die Spannung in der Kopfmuskulatur löst sich etwas, dadurch werden die Schmerzen gelindert«, erklärt die Heilkräuterexpertin Rosemary Gladstar aus Kingsbury. Sie empfiehlt Lavendelöl für ein schmerzlinderndes Fußbad: Ein paar Tropfen in ein heißes Fußbad geben und dann einen kalten Lavendelumschlag auf die Stirn legen. »Das zieht die Hitze aus dem Kopf und Sie werden sich garantiert besser fühlen«, sagt sie.

**DOSIERUNG:** Ein paar Tropfen ätherisches Lavendelöl auf jede Schläfe geben und am Haaransatz entlang einreiben. Tief atmen und entspannen, bei Bedarf wiederholen.

**VORSICHTSMASSNAHMEN:** Das ätherische Öl nicht innerlich anwenden, es sei denn unter Aufsicht einer fachkundigen Person.

## 14 Leinsamen *(Linum usitatissimum)*

→ **AM BESTEN FÜR: Herzgesundheit**

Hohe Cholesterinwerte entwickeln sich zunehmend zu einer Art Volkskrankheit. Leinsamen, der reich an der Omega-3-Fettsäure Alpha-Linolensäure ist, kann helfen, diese Werte zu senken.

Eine italienische Studie mit 40 männlichen und weiblichen Patienten, deren Cholesterinspiegel über 240 Milligramm pro Deziliter lag, stellte fest, dass der Verzehr von gemahlenem Leinsamen (20 Gramm täglich) die Spiegel des Gesamtcholesterins und des LDL-Cholesterins (die Form, die die Arterien verstopft) signifikant senken kann, während zugleich das Verhältnis von Gesamtcholesterin zu HDL-Cholesterin verbessert wurde (niedrige HDL-Spiegel können für Frauen laut der American Heart Association ein größerer Risikofaktor sein). In einer Harvard-Studie mit 76 763 Frauen, die an der Nurses' Health Study teilnahmen, stellten die Wissenschaftler zudem fest, dass Frauen, deren Ernährung reich an Alpha-Linolensäure ist, ein geringeres Risiko zu haben scheinen, an Herzkrankheit oder Schlaganfall zu sterben als Frauen, in deren Ernährung dieses Fett fehlt. Leinsamen liefert auch Ballaststoffe, zwei Esslöffel gemahlene Leinsamen enthalten vier Gramm – beinahe 20 Prozent der 25 Gramm, die das U.S. Department of Agriculture als Tagesdosis empfiehlt. Lignane, eine besondere Art von Ballaststoffen im Leinsamen, könnte auch günstig in der Vorbeugung von Brust- und Prostatakrebs wirken, wie Vorstudien ergeben haben. (In Leinsamenöl sind jedoch keine Lignane enthalten, merkt die integrative Ärztin und Kräuterheilerin Tieraona Low Dog, M.D. an.)

**DOSIERUNG:** Low Dog empfiehlt, an mehreren Wochentagen 1–5 Esslöffel gemahlenen Leinsamen zu essen. Einfach über ein Müsli oder Joghurt streuen oder in einen Eiweißshake einrühren. Leinsamenöl, das im Kühlschrank aufbewahrt werden muss, damit es nicht ranzig wird, sollte für Salate verwendet, aber nicht zum Kochen genommen werden.

**VORSICHTSMASSNAHMEN:** Leinsamen und Leinsamenöl sind in normalen Mengen verzehrt kein Problem, auch wenn sie eine gewisse abführende Wirkung haben können. »Wenn Sie sehr große Mengen Leinsamenmehl essen, könnten Sie eine Cyanidvergiftung entwickeln, aber dies ist meines Wissens bisher noch bei keinem Menschen passiert«, sagt Low Dog.

## 15 Mädesüß *(Filipendula ulmaria)*

→ **AM BESTEN BEI: Sodbrennen**

Dieses Heilkraut, das Salicylsäure enthält, lindert Entzündungen im Magen, häufig innerhalb von ein oder zwei Tagen, sagt Sheila Kingsbury, N.D., Vorsitzende des Department of Botanical Medicine an der Bastyr University in Seattle. »Patienten, die mit Protonenpumpenhemmern behandelt werden und dringend nach etwas suchen, um ihr Sodbrennen ohne Medikamente unter Kontrolle zu bekommen, lasse ich täglich eine Tasse Mädesüßtee trinken, das ist alles, was sie brauchen«, sagt sie. »Sie sind alle geradezu schockiert, dass es so einfach ist.«

**DOSIERUNG:** 2 Teelöffel des getrockneten Heilkrauts in eine Tasse heißes Wasser geben, 20 Minuten ziehen lassen und einmal am Tag trinken. (Der leicht süßliche Tee hat einen milden Mandelgeschmack.)

**VORSICHTSMASSNAHMEN:** Wer auf Aspirin allergisch reagiert, darf Mädesüß nicht verwenden.

## 16 Mariendistel *(Silybum marianum)*

→ **AM BESTEN FÜR: Lebergesundheit**

Das Silymarin in den Samen der Mariendistel hat die bemerkenswerte Fähigkeit, die Leber zu schützen. Es wurde gezeigt, dass dieses Heilkraut die Behandlung von Hepatitis und Alkoholzirrhose unterstützt. »In unserer Analyse unterstützt eine klare Mehrheit der Studien den Extrakt der Mariendistelsamen bei der Behandlung von Lebererkrankungen«, sagt Mark Blumenthal, der Exekutivdirektor des American Botanical Council. Eine 2010 von den Institutionen NIH-NCCAM durchgeführte Studie über die Effekte von Silymarin auf Hepatitis C (Hepatologie) zeigte vielfältige positive Wirkungen, die seine antiviralen und entzündungshemmenden Eigenschaften nachwiesen. Da die meisten Medikamente in der Leber verstoffwechselt werden, empfehlen viele Kräuterheilkundige Silymarin für alle Patienten, die Medikamente einnehmen, die die Leber belasten.

**DOSIERUNG:** 500 Milligramm täglich für die Lebergesundheit. Man kann es auch in einem Tee ziehen lassen.

## 17 Nachtkerzenöl (Oenothera)

→ **AM BESTEN BEI: Ekzem**

Die Samen der Nachtkerze enthalten ein Öl mit einer hohen Konzentration von Stoffen, die in Pflanzen nur selten vorkommen: der essenziellen Fettsäure Gamma-Linolensäure. Es gibt über 30 Studien beim Menschen, die über die Vorteile berichten. In einer Studie stellten 1207 Patienten fest, dass das Öl den Juckreiz, die Schwellung, Krustenbildung und Röte von Ekzemen verbesserte, was eine Überprüfung am University of Maryland Medical Center 2013 bestätigte. Zudem wurde festgestellt, dass Nachtkerzenöl den Blutdruck senkt sowie PMS und einige Symptome der Multiplen Sklerose reduziert, wenn es innerlich angewendet wird.

**DOSIERUNG:** Bei Hautproblemen äußerlich anwenden. Für eine innerliche Anwendung die Anweisungen der Packungsbeilage beachten.

## 18 Teebaumöl *(Melaleuca alternifolia)*

→ **AM BESTEN BEI: Fußpilz und weiteren Hautkrankheiten**

Der Teebaum ist eine australische Pflanze und enthält ein antimykotisches (gegen Pilze wirkendes), antiseptisches Öl. In einer Doppelblindstudie wurden 158 Patienten mit Fußpilz vier Wochen lang entweder mit Placebo, mit einer 25-prozentigen Teebaumöl-Lösung oder einer 50-prozentigen Teebaumöl-Lösung behandelt. Die Ergebnisse zeigten, dass die Teebaumöl-Lösungen wirksamer waren als Placebo (in der Gruppe mit 50-prozentiger Teebaumöl-Lösung wurden 64 Prozent der Patienten geheilt, in der Gruppe mit 25-prozentiger Teebaumöl-Lösung waren es 55 Prozent und in der Placebo-Gruppe 31 Prozent). Teebaumöl ist auch bei einer Reihe von vaginalen Hefepilzinfektionen hilfreich.

**DOSIERUNG:** Das ätherische Öl gemischt mit einer Salbengrundlage oder einem Trägeröl auf die Haut auftragen. Bei vaginalen Infektionen Zäpfchen verwenden.

**VORSICHTSMASSNAHMEN:** Das ätherische Öl nicht innerlich anwenden, es sei denn unter fachkundiger Anleitung.

## 19 Silberweidenrinde *(Salix alba)*

→ **AM BESTEN FÜR: Schmerzlinderung**

Die Rinde der Silberweide enthält Salicin, das chemisch dem Aspirin sehr nahe kommt. Eine Studie in *Phytomedicine* führte eine Nachbeobachtung von Patienten mit starken Rückenschmerzen über einen Zeitraum von 18 Monaten durch. In der Gruppe, die Silberweidenrinde verwendete, waren 40 Prozent der Patienten nach nur vier Wochen schmerzfrei, was in der zweiten Gruppe, in der die Probanden ihre medikamentöse

Behandlung frei wählen konnten, bei nur 18 Prozent zutraf. In einer anderen Studie mit beinahe 200 Patienten mit Schmerzen im unteren Rücken erfuhren die Patienten, die mit Silberweidenrinde behandelt wurden, eine signifikante Verbesserung der Schmerzen im Vergleich zu den Patienten, die Placebo erhielten. Bei den Patienten, die höhere Dosen Silberweidenrinde erhielten (240 mg Salicin), war die Schmerzlinderung signifikanter als bei denen, die niedrige Dosen (120 mg Salicin) erhielten. Es hat sich auch gezeigt, dass Silberweide Arthritis, Entzündungen, Kopfschmerzen und Fieber sowie Hitzewallungen bessert.

**DOSIERUNG:** Den Packungsanweisungen folgen. Die Rinde kann auch in einen Tee gegeben werden.

**VORSICHTSMASSNAHMEN:** Genau wie Aspirin kann Silberweidenrinde Magenbeschwerden verursachen und sollte Kindern nicht verabreicht werden und auch während Schwangerschaft und Stillzeit nicht verwendet werden. Meiden Sie das Präparat außerdem, wenn Sie auf Aspirin allergisch reagieren.

## 20 Triphala

*(Emblica officinalis, Terminalia chebula und Terminalia belerica)*

→ **AM BESTEN BEI: Verstopfung und Verdauungsproblemen**
Triphala (Sanskrit für »drei Früchte«), eine darmregulierende Rezeptur der ayurvedischen Medizin, ist eine Kombination aus den pulverisierten Früchten Amalaki, Bibhitaki und Haritaki, die viele Antioxidantien mit entzündungshemmenden, adaptogenen, stressbekämpfenden, antibakteriellen, schmerzlindernden, krebsbekämpfenden und das Immunsystem verbessernden Eigenschaften enthalten. Eine 2012 im

*Chinese Journal of Integrative Traditional and Western Medicine* veröffentlichte Übersicht bestätigt die umfangreichen heilenden Eigenschaften dieser erstaunlichen Kräuterkombination.

»Triphala behandelt das gesamte Verdauungssystem, es hilft bei Verstopfung, Hämorrhoiden, Durchfall, Magenverstimmung, Blähungen und Leberentgiftung«, erklärt der ayurvedische Heilkräuterspezialist Will Foster, L.Ac., der in Indien bei traditionellen ayurvedischen Heilern ausgebildet wurde. Da Triphala als Darmtonikum wirkt (es hilft, eine gute Darmfunktion zu erhalten) und weniger als Laxativum, kann es unbedenklich jeden Tag eingenommen werden.

**DOSIERUNG:** Direkt vor dem Zubettgehen 2–4 Tabletten zu 500 Milligramm einnehmen.

**VORSICHTSMASSNAHMEN:** Nicht während der Schwangerschaft oder bei Untergewicht verwenden, es kann zu Gewichtsabnahme führen.

## 21 Umckaloabo *(Pelargonium sidoides)*

→ **AM BESTEN BEI: Husten und Erkältung**

Ein wirklich spaßiger Name, dessen Aussprache man üben muss. *Umckaloabo* bedeutet in der Zulu-Sprache »starker Husten«. Das südafrikanische Heilkraut ist ein Powerpaket mit antiviralen und antibakteriellen Eigenschaften, sagt der Heilkräuterspezialist Mark Blumenthal. »Es gibt gute klinische Studien über die Verwendung von Umckaloabo zur Behandlung von Bronchitis und auch Mandelentzündung«, sagt er und fügt hinzu, die Einnahme von Umckaloabo bei den ersten Anzeichen der Symptome bringe innerhalb von einem oder zwei Tagen Linderung.

Neuere deutsche Studien stellten fest, dass das Präparat die Symptome und die Dauer von Erkältungen und Husten signifikant reduzierte.

**DOSIERUNG**: Als Tropfen, Sirup, Kautabletten oder Spray erhältlich. Den Packungsanweisungen folgen.

## 22 Wegeriche *(Plantago spp.)*

→ **AM BESTEN BEI: Verdauungsproblemen**

Die winzigen Wegerichsamen enthalten einen Schleimstoff, eine lösliche Faser, die in Wasser quillt. Bei Durchfall kann Wegerich überschüssige Flüssigkeit im Darm absorbieren. Bei Verstopfung vergrößert er die Stuhlmenge, die wiederum durch Druck auf die Darmwände die Nerven aktiviert und somit den Stuhldrang auslöst. Verschafft auch Linderung bei Hämorrhoiden und trägt zur Toxinelimination bei. Kann auch äußerlich angewendet werden, um Infektionen zu lindern, beispielsweise bei Furunkeln.

**DOSIERUNG:** Den Packungsanweisungen folgen. Ist auch in Kapselform erhältlich.

**VORSICHTSMASSNAHMEN:** Bei der Einnahme von Wegerich reichlich Wasser nachtrinken. Die empfohlene Dosis nicht überschreiten.

## 23 Zitronenmelisse *(Melissa officinalis)*

→ **AM BESTEN BEI: Innerer Unruhe/Angst und Herpes**

Die Wissenschaft hat gezeigt, dass Zitronenmelisse ein Beruhigungsmittel ist. Mehrere doppelblinde Studien haben festgestellt, dass eine 600-Milligramm-Dosis Ruhe förderte und innere Unruhe und Angst reduzierte. Die Pflanze und ihr Öl wurden in Pflegeeinrichtungen für Alzheimer-Patienten verwendet, um aufgeregte Patienten zu beruhigen. Probieren Sie es nach einem harten Tag zur Entspannung mit einer Tasse Zitronenmelissentee. Zusätzliche Vorteile bringt eine Mischung mit Kamille.

Zitronenmelisse hat auch antivirale Eigenschaften und es wurde gezeigt, dass sie die Heilungsdauer von Herpes im Mund oder im Genitalbereich verkürzt. Deutsche Forscher verabreichten Probanden im Frühstadium eines Herpes-simplex-Ausbruchs eine Zitronenmelissensalbe oder ein Placebo. In der Zitronenmelissengruppe verlief die Erkrankung milder und heilte schneller ab.

**DOSIERUNG:** In Form von Kapseln, Tinktur und ätherischem Öl erhältlich. Den Packungsanweisungen folgen.

**VORSICHTSMASSNAHMEN:** Das ätherische Öl nicht innerlich anwenden, es sei denn unter Aufsicht einer fachkundigen Person.

# Glücksförderer

## *SCHOKOLADE*

Ja, Schokolade ist ein Heilkraut, sagt der »Medizin-Jäger« Chris Kilham, Ethnobotaniker an der University of Massachusetts in Amherst. »Kakao gehört zu den wichtigen pflanzlichen Stimmungsaufhellern«, sagt er. Schokolade enthält die Substanz Anandamid – auch bekannt als Glücksmolekül –, von dem bekannt ist, dass es sich beim Menschen an die Cannabinoid-Rezeptoren bindet (dieselben, die auch mit Marihuana in Wechselwirkung stehen), um für Wohlbefinden zu sorgen. »Das ist ein Glücksverbesserer – *ananda* bedeutet auf Sanskrit Glück«, sagt Kilham. »Wir wissen, dass Schokolade den natürlichen Serotoninspiegel erhöht, den Neurotransmitter, der für Wohlbefinden sorgt. Sie können mit Schokolade eine glückliche Selbstmedikation betreiben und dabei die Chemie in Ihrem Gehirn stark verbessern.«

## GROSSE BRENNNESSEL (Urtica dioica)

Die Große Brennnessel hat sich einen guten Ruf als antiallergisches Heilkraut erworben. Sie ist jedoch auch ein großartiger Energiespender für Frauen, sagt Susun Weed, eine Meisterin der Kräuterkunde. »Beim Berühren der wild wachsenden Brennnessel spüren Sie eine Art Schock – und genau diese Elektrizität und Energie steht uns zur Verfügung, wenn wir Brennnesseltee trinken«, sagt Weed. Wie sie erklärt, sind die Vorteile beinahe endlos: Brennessel baut die Nebennieren auf, kräftigt die Nieren, unterstützt die Bauchspeicheldrüse und stabilisiert den Blutzuckerspiegel.

## GOTU KOLA (INDISCHER WASSERNABEL) (Centella asiatica)

Es fällt schwer, glücklich zu sein, wenn man nicht klar denken kann. Nach Aussage von Sheila Kingsbury, N.D., R.H., Vorsitzende des Botanical Medicine Department an der Bastyr University in Seattle, liefert Gotu Kola die Lösung für das innere Durcheinander. »Es ist einfach fantastisch für die Stimmung, weil es die Sauerstoffversorgung des Gehirns verbessert, so dass man sich wach und angeregt fühlt, ohne aufgedreht zu sein.« (Und das ohne Cola light.)

## ECHTES HERZGESPANN (Leonurus cardiaca)

Wenn Sie sich unruhig und ängstlich fühlen und am liebsten weglaufen möchten, probieren Sie es mit dem Echten Herzgespann, das wie die Minze zu den Lippenblütlern zählt. »Der lateinische Name bedeutet Löwenherz«, sagt Weed. »Und genau das bewirkt das Echte Herzgespann. Es verleiht Ihnen den Mut dieser Großkatze. Sie werden sich fühlen wie auf Mutters Schoß.«

## SAATHAFER (Avena sativa)

Übernehmen Sie sich schon so lange, dass auch Ihr Darm überfordert ist? Dann ist dieses Heilkraut genau richtig für Sie, sagt David Winston, R.H., Mitautor des Leitfadens *Winston and Kuhn's Herbal Therapy & Supplements.*

Saathafer ist, wie der Name sagt, ein Extrakt aus Echtem Hafer, ausschließlich in Samenform. Sie bekommen keine vergleichbaren Vorteile, wenn Sie beispielsweise morgens mehr Haferbrei essen. »Saathafer sorgt für eine stärkere und ausgewogenere emotionale Grundstimmung, so dass Sie nicht auf jede Kleinigkeit stark reagieren«, sagt Winston. »Es ist eine besonders gute Wahl für Menschen, die sich durch Stress selbst krank machen.«

# Bildnachweis

- → Shuttertstock/Pikoso.kz: S. 4
- → Shutterstock/Liv friis-larsen: S. 14
- → Shutterstock/marylooo: S. 22
- → Shutterstock/Nejron Photo: S. 28
- → Shutterstock/kuleczka: S. 40
- → Shutterstock/Africa Studio: S. 52
- → Shutterstock/aboikis: S. 60
- → Shutterstock/iravgustin: S. 68
- → Shutterstock/Kaylie_Kell: S. 80
- → Shutterstock/grafvision: S. 88
- → Shutterstock/fotoknips: S. 98
- → Shutterstock/Amallia Eka: S. 116
- → Shutterstock/Golubovy: S. 132
- → Shutterstock/kuleczka: S. 182